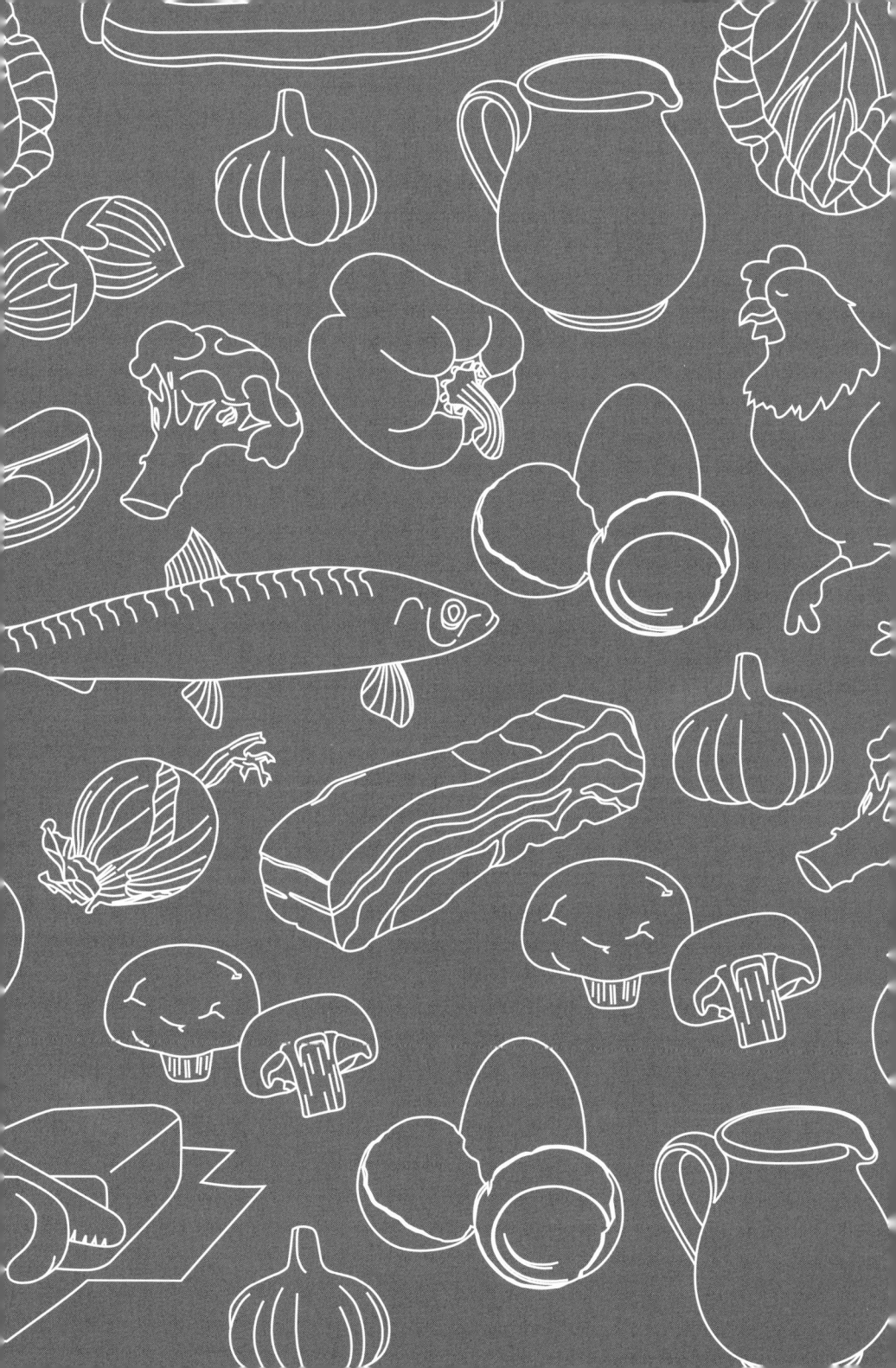

Mats Lindgren

Gesund durch die richtige Ernährung

Diabetes: Mit LCHF in ein neues Leben

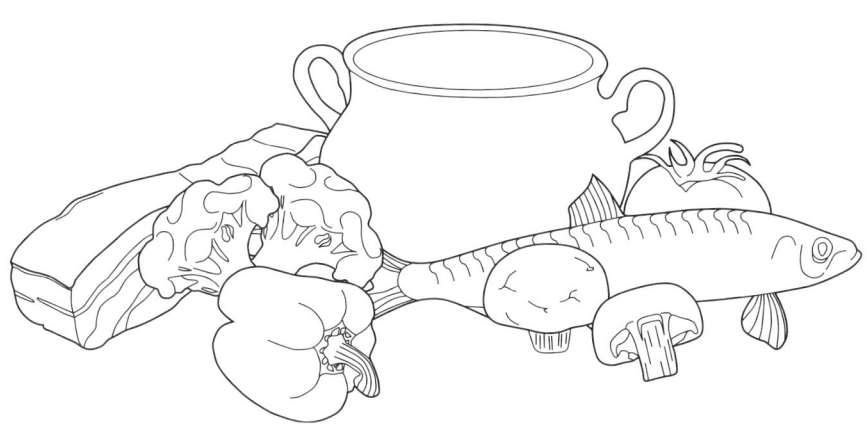

Mit Informationsboxen von Jenny Elwe
Lizenzierte Ernährungsberaterin, Schweden

Gesund durch die richtige Ernährung
Diabetes: Mit LCHF in ein neues Leben

Expert Fachmedien GmbH, Düsseldorf

ISBN 978-3-9814522-6-6

Freie Übersetzung aus dem Schwedischen:
Margret Ache und Iris Jansen, LCHF Deutschland
Layout und Illustration: Julia Bobe
Druck: Das Druckhaus Beineke Dickmanns GmbH, Korschenbroich

Inhaltsverzeichnis

Kapitel 1 | Seite 11

Meine eigene Reise

Der erste Besuch beim Arzt
Die Vorlesung im Lorensberg-Theater
Mein neues Leben
Besuch bei der Diabetesberaterin
Als Notfall in der Gesundheitszentrale
Reflektionen
Die Suche nach einem Arzt im Internet
Plötzlich geschah es
Die gute Ärztin in Trollhättan

Kapitel 2 | Seite 22

Ursache und Wirkung

Was passiert bei zu vielen Kohlenhydraten im Körper?
Jennys Informationsbox über Kohlenhydrate
Was passiert in unserem Körper, wenn wir zu wenig Fett essen?
Fettangst
Jennys Informationsbox über Fett
Gesundheitshaus statt Krankenhaus
Wissenschaft statt Chemie
Bakterien geraten aus dem Gleichgewicht
Ein verzuckerter Körper

Kapitel 3 | Seite 35

Täuschungen und Fakten

Der Cholesterinmythos
Jennys Informationsbox über Cholesterin
Was ist Diabetes?
Können wir dem Gesundheitssystem vertrauen?
Adipositas-Explosion
Jennys Informationsbox über Adipositas

Kapitel 4 | Seite 44

Gesundheitliche Verbesserungen

Mein eigener Gesundheitsgewinn
„Verjüngt" durch die Veränderung des Lebensstils
Ein Erklärungsversuch
Weitere Gesundheitsgewinne
Falten und Ekzeme, die verschwunden sind

Kapitel 5 | Seite 54

Ernährung

So sahen meine Essgewohnheiten aus
Wie schwer ist es zur LCHF-Ernährung zu wechseln?
Diese natürlichen Lebensmittel können Sie essen ohne krank zu werden
Nahrung die Sie vermeiden sollten, um gesund zu bleiben

Kapitel 6 | Seite 66

Mythen und Gefahren

Warum ist die Ernährungsdebatte so aufgeladen?
Mythen über Ernährung und Gesundheit
Zuckersucht
Jennys Informationsbox über Zuckersucht
Der versteckte Zucker
Gefährliche Zusätze in Lebensmitteln und behandelte Lebensmittel
Jennys Informationsbox über Zusätze

Kapitel 7 | Seite 78

Alltägliche Situationen

Familien und Kinder
Jennys Informationsbox über Familie und Kinder
Ernährung und Sport
Jennys Informationsbox über Ernährung und Sport
LCHF auf der Reise

Kapitel 8 | Seite 89

Krankheiten und Beschwerden

Müdigkeit – Zeichen einer Krankheit?
Entzündungen im Körper
Jennys Informationsbox über Entzündungen
Das Gehirn und die Kohlenhydrate
LCHF 2:5 – Wenn Infektionen nicht heilen, obwohl wir LCHF essen

Kapitel 9 | Seite 98

Wie geht es weiter?

Was kostet es gesund zu werden?
Wir benötigen mehr Forschung

Kapitel 10 | Seite 103

Wochenmenü und Rezepte

Den Fettgehalt erhöhen
Planen Sie Ihre Mahlzeiten
Mats Essensplan für ein etwas strengeres LCHF
LCHF 2:5 – Null Kohlenhydrate
Jennys Speiseplan – für die ganze Familie
Viele Menschen haben gesundheitliche Verbesserungen erlebt

Schlusswort | Seite 130
Danke
Kohlenhydrattabellen von LCHF Deutschland

Vorwort

Hallo Deutschland!

Es erfüllt mich mit Stolz, dass ich das Vorwort zu dem Buch "Gesund durch die richtige Ernährung" schreiben kann, denn es ist das erste LCHF (Low Carb High Fat)-Buch eines Schweden in Deutschland. Ich bin nämlich der Autor des Buches. Der einzige Grund, warum ich es geschrieben habe ist, meine Erfahrungen mit Ihnen zu teilen. Ich möchte Ihnen aufzeigen, dass Sie Chancen haben Krankheiten positiv zu beeinflussen. Sie brauchen nur Ihre Ernährung umzustellen und dadurch können sich Krankheiten wie Typ-2-Diabetes, Herzerkrankungen und eine Vielzahl von anderen entzündlichen Erkrankungen verbessern.

Vor einigen Jahren wusste ich wirklich nicht, dass so etwas möglich ist! Dass mein Typ-2-Diabetes, meine Angina, meine Prostatabeschwerden, meine Gelenkprobleme und meine chronische Bronchitis in Zusammenhang mit meiner falschen Ernährung standen. Hätte mir jemand erzählt, dass man durch eine Umstellung der Ernährung gesund werden kann, ich hätte es nicht geglaubt. Ich musste erst meine eigenen Erfahrungen machen.

Als ich mit 55 Jahren begann meine Ernährung auf LCHF umzustellen, hatten die Ärzte mich schon aufgegeben. Sie hatten mir attestiert, dass ich nie wieder gesund werden würde. Jetzt schreiben wir das Jahr 2014, ich bin inzwischen 61 Jahre alt und ich habe nie bessere Blutwerte als jetzt gehabt. Sie sind sogar besser als die Werte, die ich vor 40 Jahren als Profifußballspieler hatte. Auch benötige ich seit fünf Jahren überhaupt keine Medikamente mehr.

Dieses Buch gibt Ihnen eine Erklärung, warum wir krank werden, warum das Immunsystem geschädigt wird und warum Entzündungen im Körper nicht mehr ausheilen können. In diesem Buch erhalten Sie einen Rat dem Sie folgen können, der leicht umzusetzen ist und der Ihnen hilft, ein neues und gesünderes Leben zu bekommen. Folgen Sie meinen Ratschlägen im Buch, dann bin ich mir sicher, dass sich Ihre Gesundheit verbessert. Die aktuelle Gesundheitsversorgung zeichnet sich mehr dadurch aus, Medikamente an den Mann zu bringen, als dass es ein Interesse gibt, Krankheiten zu heilen. Stets wird mehr auf die Symptome gesehen, als versucht die Ursache zu finden, die hinter den Krankheiten steht.

In meinem Heimatland Schweden wächst jetzt langsam das Verständnis, dass viele Stoffwechselerkrankungen durch unsere westliche Esskultur, mit viel zu viel Zucker, entstehen. Deswegen beginnt im Jahr 2015 eine neue Diät-Studie. Es werden zwei Ernährungsmodelle bei Menschen mit Typ-2-Diabetes getestet, ein Modell ist die Low Carb Ernährung. Ein Schwerpunkt wird auf Entzündungen und dem Immunsystem liegen.

Es ist gut, dass eine wissenschaftliche Studie durchgeführt wird. Doch wenn Sie mich fragen, so weiß ich schon, was dabei herauskommen wird.

Mats Lindgren
Göteborg, Schweden 2014

Einleitung

Nie hätte ich geglaubt, dass ich einmal so krank werden könnte, denn ich habe mein ganzes Leben lang Sport getrieben, um gesund zu bleiben. Na ja, zu Süßigkeiten und vielerlei anderen Leckerbissen konnte ich nie nein sagen. Da ich aber immer trainiert habe, dachte ich, dass ich es mir leisten könne. Doch da lag ich falsch.

Aber wie fing eigentlich alles an? Wie wurde ich darauf aufmerksam, dass etwas falsch ist? Fakt ist, dass ich viele Jahre lang chronische Schmerzen in den Schultern, im Rücken und im Nacken hatte. Ich führte diese Schmerzen auf mein Training zurück. Nachts schlief ich sehr schlecht, was ich wiederum auf die Schmerzen zurückführte. Erst heute ist mir klar, dass ich in meinem ganzen Erwachsenenleben von schlechtem Schlaf begleitet wurde.

Mehrere Jahre lang plagten mich Gelenkschmerzen, vor allem in den Fingern und Zehen. Diese hielt ich für Zirkulationsstörungen des Blutes aufgrund meines Kautabak- und früheren Zigarettenkonsums.

Ab und an litt ich unter Prostatabeschwerden. Da redete ich mir ein, dass diese vom Sitzen auf dem kalten Autositz kämen. Herzbeschwerden in Form von kleinen Stichen hatte ich seit ungefähr 15 Jahren. Ich ignorierte sie, zumal mir der Arzt sagte, dass eine Arterie in meinem Herz nicht ganz in Ordnung sei, was jedoch ungefährlich sei. Da mein Vater auch Herzbeschwerden hatte und dagegen Tabletten einnahm, war für mich klar, dass auch ich diese Beschwerden bekommen könnte.

Permanente Erkältungen mit Nasennebenhöhlenentzündungen und einer Bronchitis als Folge waren ein Normalzustand für mich. Die ganzen Jahre über war ich chronisch müde. Ich musste zu allen möglichen und unmöglichen Zeiten aufstehen und zur Toilette gehen. Aber erst jetzt ist mir klar, woher die Gründe für meine Leiden kamen.

Vor einigen Jahren, als wir in den Alpen zum Skilaufen waren, fiel es mir wie Schuppen von den Augen. Ich erkannte die Zusammenhänge zwischen meiner Lebensweise und meinen Beschwerden. Mein Freund und seine durchtrainierte Freundin brachten mich fast dazu, das Skilaufen aufzugeben. Es war für mich einfach sehr anstrengend. Ich, der in seinem ganzen Erwachsenenleben aktiver Skifahrer war und einige Zeit in den schwedischen Wintersportorten gearbeitet hatte, fühlte mich, als sei ich körperlich am Ende. Am Abend, zurück im Hotel, stellte ich fest, dass ich noch immer eine Wunde an der Lippe hatte, die einfach nicht heilen wollte. Sie hatte sich sogar weiter verschlechtert und war stark entzündet.

Später im Frühling passierten mir mehrere seltsame Dinge. Zum Beispiel behauptete jemand, ich hätte eine Sextanerblase, da ich nicht in der Lage war, mehrere Stunden auszuhalten, ohne zur Toilette zu gehen. Es spielte keine Rolle, was ich tat oder wo ich war, wenn ich Druck auf der Blase hatte, dann musste ich schnell zur Toilette.

Und wenn ich hier schnell schreibe, dann meine ich auch ganz schnell. Das brachte mich manches Mal in unangenehme Situationen. Zum Beispiel im Kino, wenn ich – mitten im spannenden Film – viele Leute bitten musste mich durchzulassen, weil ich auf die Toilette wollte. Sich angestarrt zu fühlen ist vielleicht nicht die richtige Beschreibung, sich vernichtet zu fühlen, trifft es wohl besser. Wenn Blicke töten könnten! „Es kann doch wohl nicht angehen, auf die Toilette zu müssen, wenn der Film gerade erst begonnen hat." „Das hätte man doch wohl vorher erledigen können." Als ich das nächste Mal, es war in der Mitte des Films, zur Toilette musste, überlegte ich, gar nicht mehr zurückzugehen. Bei meinem nächsten Kinobesuch ging ich vor Filmbeginn zweimal zur Toilette. Doch das half leider auch nichts.

Mir war klar, dass etwas nicht in Ordnung war. In einem Versuch, mich selbst zu heilen, begann ich, jeden Morgen frisch gepressten Apfelsinensaft zu trinken. Vitamin C heilt die meisten Krankheiten, dachte ich. Das hatte ich so gehört. Eine elektrische Apfelsinenpresse war schnell gekauft, ebenso kiloweise Apfelsinen. Frischer Saft von zwei bis drei Apfelsinen täglich sollte den guten Zweck erfüllen. Tat er jedoch nicht. Im Gegenteil, er trug entscheidend dazu bei, dass mein ganzes Immunsystem zusammenbrach.

Meine Lebensgefährtin vermutete, dass ich Diabetes hätte. Sie war der Meinung, es sei nun an der Zeit, einen Arzt aufzusuchen, was ich dann auch tat.

Kapitel 1

Meine eigene Reise

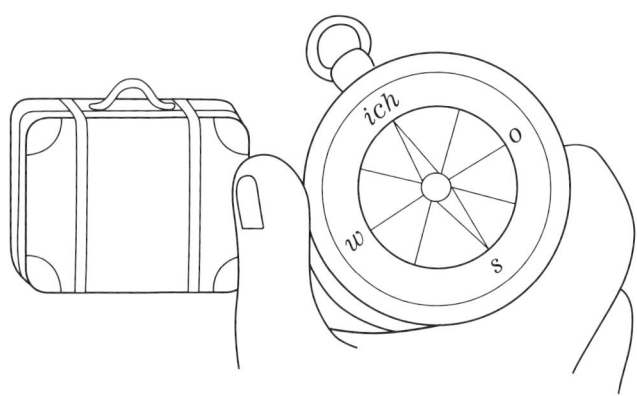

Der erste Besuch beim Arzt

Mein Besuch in der Gesundheitszentrale in Olskroken in Göteborg war mit großer Angst verbunden. Mir war ja klar, dass etwas mit mir nicht stimmte, dass ich krank war, aber nicht, wie krank ich war. Viele Menschen in meinem Umfeld glaubten, dass ich bestimmt Diabetes hätte. Also hatte ich nach „Diabetes" gegoogelt und gelesen, dass dies eine unheilbare Krankheit sei. Nun hoffte ich, dass ich zumindest „nur" Typ-2-Diabetes haben würde, also Altersdiabetes, und nicht Typ-1-Diabetes, der als der Schwerere betrachtet wird.

Meine Mutter war gerade einige Monate zuvor an Diabetes verstorben. Diabetes kann Herzkrankheiten nach sich ziehen und das Herz meiner Mama blieb stehen, als sie in den Bus einsteigen wollte. So war ich natürlich sehr betrübt, als ich den Bescheid vom Arzt erhielt, dass ich Diabetes habe. Meine Blutzuckerwerte waren viel zu hoch. Der aktuelle Wert lag bei 21 mmol/l (entspricht 378 mg%) und der Langzeitwert war bei 13 mmol/l (entspricht 243 mg%). Ich werde noch darauf zurückkommen, was das bedeutet. Der Arzt konnte mir zu diesem Zeitpunkt noch nicht sagen, ob es sich um Typ-1 oder Typ-2-Diabetes handelt, das Ergebnis würde später kommen. Diabetes hatte ich jedoch definitiv.

Der Arzt erklärte mir, dass ich nun gezwungen sei, Tabletten zu nehmen oder Insulin zu spritzen, um die Krankheit in Schach halten zu können. Weiterhin erklärte er mir, dass ich mein Leben so weiterleben und auch so essen könne wie bisher. Es sei nicht gefährlich, ab und an ein Stück Torte zu essen. Er meinte wirklich, dass es bei der Zuckerkrankheit bedenkenlos sei, Zucker zu essen. Wie kann das sein, fragte ich mich. Ist es nicht gerade der Zucker, der so gefährlich für Diabetiker ist? Damals wusste ich das nicht wirklich, und es ist doch klar, dass man auf seinen Arzt hört, oder nicht?

„Nach dem heutigen Stand der Wissenschaft gibt es kein Mittel, das Diabetes heilt", so der behandelnde Arzt. Die Rückfahrt von Olskroken nach Hause mit dem Fahrrad war schlimm. So viele Gedanken schossen mir durch den Kopf. Ich dachte an meine Mama, die nur einige Jahre Diabetes hatte, und zum Schluss hörte ihr Herz einfach auf zu schlagen. Das war gerade sechs Monate her. War das nun auch mein Schicksal?

Der Zufall ist fantastisch oder wie auch immer man das nennen möchte. Zuhause auf meinem Küchentisch lag die Zeitung „Göteborgs Posten". Eine Anzeige erregte meine Aufmerksamkeit: „Dr. Annika Dahlqvist hält eine Vorlesung über Ernährung mit wenig Kohlenhydraten bei Diabetes und anderen Krankheiten." Ich sagte zu meiner Lebensgefährtin, dass wir dort hingehen und uns das unbedingt anhören müssten. Oder war sie es, die es zu mir sagte? Wir streiten uns immer noch ein bisschen darüber.

Wie auch immer, einige Tage später gingen wir in das Lorensberg-Theater und hörten der Ärztin Annika Dahlqvist bei ihrem Vortrag zu. Ich bin ein großer Skeptiker und von Natur aus sehr misstrauisch. Da die Rednerin zwei Bücher geschrieben hatte, die in der Pause zum Kauf angeboten wurden, war mir klar: Alles nur Geschäftemacherei.

Die Vorlesung im Lorensberg-Theater

In ihrer Vorlesung berichtete Annika Dahlqvist, dass vieles von dem, was wir zu wissen glauben, in Wirklichkeit genau andersherum sei. Die Lehrmeinung sei: Wir werden vom Fett fett. Richtig sei es jedoch, dass wir von guten Fetten gesünder und schlanker werden. Von Kohlenhydraten, die in Brot, Nudeln, Kartoffeln und Reis zu finden sind, würden wir krank. Das war wirklich genau das Gegenteil von dem, was ich bisher gehört hatte und was mir ein Arzt vor einigen Jahren gesagt hatte. Der vertrat die Ansicht, dass wir alle Lebensmittel mit dem Gütesiegel nach dem Tellermodell (das schwedische Tellermodell entspricht der deutschen Ernährungspyramide, Anmerkung von LCHF Deutschland) essen könnten.

Dr. Dahlqvist vertrat die Meinung, dass die vielen Kohlenhydrate und das wenige Fett in unserer Ernährung Schuld an zahlreichen Krankheiten seien. Sie zählte unter anderem Krankheiten wie Diabetes, diverse Herz-Kreislauferkrankungen, Prostatakrebs, Bluthochdruck, Schlaganfall, Alzheimer, die sogenannten metabolischen Krankheitsbilder oder Wohlstandskrankheiten auf. Sie behauptete, dass Becel, Milda und andere Margarinesorten gefährlich für unsere Gesundheit seien, genauso wie alle Lightprodukte.

Ich war geschockt und verwirrt. Konnte das wirklich möglich sein? Vor einigen Jahren hatte ich Butter gegen Becel ausgetauscht, weil Becel doch so nützlich für ein gesundes Herz sein sollte, schließlich war Becel Sponsor des Herz-Lungenfonds. Vor Wettkämpfen hatte ich immer extra viele Kohlenhydrate gegessen, um meine Leistung zu steigern.

Diese Ärztin war nun der Meinung, alle Herz- und Gefäßerkrankungen, ebenso wie alle metabolischen Erkrankungen, inklusive der Fettsucht, würden durch zu wenig Fett und zu viel Kohlenhydrate verursacht werden.

Unter dem Begriff Kohlenhydrate werden alle Zuckerarten zusammengefasst. Mit zu wenig Fett meinte Dr. Dahlqvist gesättigte Fette wie Butter, Sahne oder Kokosfett. Sie erklärte, dass wir Menschen nicht dazu bestimmt seien, Stärkeprodukte zu essen. Diese würden zu viel Energie enthalten, die wir nicht verbrennen könnten, und so würde der Überschuss Krankheiten hervorrufen oder zu Übergewicht führen.

Schon zu Beginn ihrer Vorlesung schaffte es die Ärztin mich zu überzeugen. In der Pause ging ich los, um ihre Bücher zu kaufen.

Nach der Pause sprach Dr. Dahlqvist von verstecktem Zucker in Lebensmitteln, zum Beispiel im Brot, das zwar nicht süß schmeckt, aber dennoch im Verdauungstrakt zu Zucker (Glukose) umgewandelt wird. Es fiel mir schwer, das zu begreifen. Es war das erste Mal, dass ich so etwas gehört hatte. Die Behauptung, dass Frühstücksflocken fast 80 Prozent Kohlenhydrate beinhalten, war richtig schwer zu verkraften. So viele Menschen aßen jeden Morgen diese Flocken, in dem Glauben, etwas Gutes für ihre Gesundheit zu tun. Nudeln, die so gut schmecken, enthalten etwa 70 Prozent Kohlenhydrate, man kann auch sagen, sie bestehen zu 70 Prozent aus Zucker. Diese Werte werden zwar auf der Verpackung angegeben, aber nur in sehr kleiner Schrift auf der Rückseite. In meiner bisherigen Welt waren Kohlenhydrate gut, aber die Ärztin hatte eine ganz entgegengesetzte Auffassung.

Am nächsten Morgen aß ich Eier und Speck zum Frühstück, dazu Himbeeren mit Sahne, und natürlich gab es Kaffee. Ich dachte mir, ich gebe LCHF (Low Carb High Fat) eine Chance. Viel zu verlieren hatte ich nicht mehr.

Mein neues Leben

Nun begann ich also, genau die Lebensmittel zu essen, von denen ich früher dachte, sie seien gesundheitsschädlich. Butter und Sahne, die viel Fett enthalten, sollten also meine neuen Energiespender sein. Weg mit Kartoffeln und Brot, Nudeln und Reis. Stattdessen aß ich nun Gemüse, aber nur die Sorten, die über der Erde wachsen.

Meine Kinder begannen, sich angesichts meines neuen Ernährungsstils Sorgen zu machen. Sie vermuteten, ich würde bald einen Herzinfarkt erleiden, weil ich so viel Fett esse.

Was passiert im Körper, wenn der Brennstoff gewechselt wird? Funktioniert der Körper wie ein Auto? Diesel ist schließlich schlecht für einen Benziner, und auch umgekehrt gilt das. Nach drei Tagen mit der neuen Ernährung war ein großer Teil meiner Gelüste verschwunden. Dieses Gefühl, unbedingt etwas Bestimmtes essen zu müssen, war völlig weg.

Theoretisch sollte die Insulinkurve nun ausgeglichen sein. Dadurch verliert man dieses dringende Gefühl, etwas Spezielles essen zu wollen, das einen sonst schon kurze Zeit nach den Mahlzeiten überkommt. Im Nachhinein weiß ich, dass ich zuckersüchtig war! Jetzt war ich sogar Diabetiker mit einem sehr hohen Zuckerniveau im Körper. Dieser Körper bekam nun plötzlich fast keine Kohlenhydrate mehr. Erstaunlicherweise reagierte er darauf enorm positiv, wenn man einmal von einem störenden Durchfall absieht.

Natürlich schrie meine Zuckersucht manchmal nach etwas Süßem zum Beißen, doch zum Glück blieb der Verstand Sieger.

Frühstück! Wie viele Variationen gibt es für Eier mit Speck? Omelett mit Tomaten und Speck, Omelett mit Thunfisch und Tomaten, Omelett mit Speck und Zwiebeln, gebratene Eier, gekochte Eier und so weiter. Hier ist mein Favorit: Vier gekochte Eier schälen und mit Makrelenfilet vermischen. Hobeln Sie mit dem Käsehobel noch etwas Butter in die Mischung. Mit Salz und Pfeffer abschmecken.

Himbeeren sind gut. Ich aß sie gerne mit Schlagsahne zum Frühstück. Dazu gab es FinnCrisp mit gehobelten Butterscheiben und viel Käse. Und natürlich Kaffee.

Das Mittagessen war ein Problem. Wie sollte ich satt werden, zumal ich außer Haus aß? Im Nachhinein stellte sich das als keine wirkliche Erschwernis heraus, ich erntete allerdings gelegentlich einige hochgezogene Augenbrauen.

„Aha, Sie möchten keine Kartoffeln haben, möchten Sie Reis stattdessen? Sie können aber auch etwas mehr Brot oder Nudeln bekommen, wenn Sie möchten."
„Sie wollen also nichts von meinen Angeboten nehmen? Was möchten Sie denn?" Ich merkte, dass das Personal überlegte, ob ich ganz richtig im Kopf sei. Vielleicht wäre es besser, mich mit Vorsicht zu behandeln?
„Ich nehme gerne gekochtes Gemüse, am liebsten das, was über der Erde wächst und etwas mehr Salat, wenn es geht", war meine Antwort.

Zu Hause Mittagessen zu kochen war etwas einfacher. Es zeigte sich, dass es massenhaft LCHF-Rezepte gibt, oder besser gesagt: Rezepte für natürliches Essen. Fleisch, Fisch, Eier, Gemüse und Nüsse sind unser natürliches Essen. Brot, Kartoffeln, Reis und Nudeln sind es nicht. Zum Abendessen gab es gewöhnlich meistens beides, Fleisch und Fisch. Nun gab es viele neue Gerichte wie Blumenkohlmus mit viel Sahne und Butter, viele Gemüseaufläufe, ebenso mit viel Sahne und Butter. Brot, Nudeln, Reis und Kartoffeln hatte ich in eine Ecke der Speisekammer verbannt. Bewusst warf ich keine Lebensmittel weg, da ich doch immer noch skeptisch war.

Die Wochen gingen vorbei und meine Kilos verschwanden. Mit jedem Tag ging es mir besser. Ein Bekannter von mir hatte nicht das Glück eines Zufalls wie ich. Er bekam nie etwas über den Zusammenhang zwischen Ernährung und Gesundheit zu hören. Er erhielt ungefähr zur gleichen Zeit wie ich seine Diabetesdiagnose, seine Werte lagen nur knapp unter meinen Anfangswerten. Nun musste er fünf Mal am Tag Insulin spritzen, bei der Diagnose Typ-1-Diabetes.

Besuch bei der Diabetesberaterin

Nach einigen Wochen natürlicher Ernährung hatte ich einen Termin bei der Diabetesberaterin. Einer Frau mit sehr entschiedenen Ansichten, was gut für einen Diabetiker sei. Ich bekam zu hören, dass Diabetes eine unheilbare Krankheit sei. Ich müsse im weiteren Verlauf mit sehr vielen Nebenwirkungen rechnen, und zum Schluss sterbe man an einer Herzerkrankung. Auch sagte sie, dass es weiterhin unklar sei, ob ich Typ-1 oder Typ-2-Diabetes habe. Wenn sich Typ-1 herausstelle, hätte ich unmittelbar mit Insulin anzufangen, sei es Typ-2, müsse ich Tabletten namens Metformin einnehmen und danach könne ich Insulin spritzen.

Leider habe die Forschung bis jetzt kein Heilmittel gefunden, sagte sie, und dass es einem im Laufe der Krankheit immer schlechter gehe, sei natürlich und normal.

Ich bin ein großer Skeptiker, daher zweifelte ich an ihrer Schilderung des „normalen" Krankheitsverlaufs. Mir war unklar, weshalb ich so viele Medikamente nehmen solle, wenn es doch nicht helfen würde. Ich könne mein Leben und die Lebensqualität mit den Medikamenten verbessern, lautete die Antwort. In den letzten Wochen hatte ich mich mit dem Thema Gesundheit und Ernährung in Bezug auf LCHF reichlich auseinandergesetzt. Mir ging es jetzt viel besser als in den ganzen letzten Jahren. „Was halten Sie von einer Kost mit wenig Kohlenhydrate?", war meine Frage. Die Frau war sehr irritiert darüber und ihre Stimme überschlug sich, als sie mir erklärte, dass das sehr gefährlich sei und es keinerlei wissenschaftliche Beweise für den Nutzen dieser Kost gäbe. Sie warnte mich sehr eindringlich vor dieser Ernährungsform. Nun erzählte ich, dass ich seit einigen Wochen LCHF esse und es lange her sei, dass ich mich so gesund wie jetzt gefühlt habe. „Wie hängt das zusammen?", fragte ich. Diese Frage erzürnte die Diabetesberaterin ganz offensichtlich. Sie prophezeite mir einen Herzinfarkt, wenn ich so wenig Kohlenhydrate und so viel Fett esse. „Das Fett legt sich wie Plaque in Ihren Arterien fest und verursacht dort Verstopfungen, und dann bekommen Sie einen Herzinfarkt", erklärte sie mir. Alle Wissenschaften würden empfehlen, dass wir uns nach dem Tellermodell ernähren sollen. Gerne Lebensmittel mit dem Gütesiegel. Das ganze schwedische Gesundheitssystem sei nach diesem Schema aufgebaut, berichtete sie.

Ich dachte lange darüber nach, ob Annika Dahlqvist doch falsch lag mit ihren Ansichten. Sollte das ganze schwedische Gesundheitssystem auf falschen Erkenntnissen aufgebaut sein? Ich fuhr mit dem Fahrrad nach Hause und dachte auf dem gesamten Heimweg über mein Treffen mit der Diabetesberaterin nach. Meine Gedanken wurden immer verwirrter. Stell dir vor, du bekommst jetzt einen Herzinfarkt beim Radeln. Dann fällst du vom Fahrrad und was passiert dann? So schwirrten meine ängstlichen Gedanken in meinem Kopf herum.

Als Notfall in der Gesundheitszentrale

Meine Werte wurden besser und besser. Weiterhin maß ich vor und nach den Mahlzeiten meinen Blutzucker und erhielt wirklich schöne, positive Kurven. Sie verliefen stets etwas nach unten, sowohl vor als auch nach dem Essen. Auch ging es mir Woche für Woche besser, obwohl ich immer noch unter Durchfall litt.

Eines Tages fühlte ich plötzlich Stiche und Reizungen in der Herzgegend. So etwas hatte ich noch nie gehabt. Es war mitten in der Nacht und ich bekam Panik. Ich wagte nicht weiterzuschlafen. Das war es jetzt, dachte ich. Jetzt bekomme ich den Herzinfarkt. Genau, wie es mir der Arzt und die Diabetesberaterin vorausgesagt hatten. Auch meine Lebensgefährtin wagte nicht mehr zu schlafen. So warteten wir gemeinsam auf den Morgen, damit ich in die Gesundheitszentrale fahren konnte. Nach einer langen, unruhigen und schlaflosen Nacht fuhr ich mit dem Auto dorthin. Mein Fahrrad durfte sich an diesem Tag ausruhen. Ich fühlte immer noch Stiche und Reizungen in meiner Herzgegend, jedoch nicht mehr so heftig.

Ein junger und ambitionierter Arzt fragte mich nach meinen Beschwerden. Ich erzählte, dass ich Diabetiker sei und Stiche und Reizungen in der Herzgegend verspüre. Nun wurden reichlich Röhrchen mit meinem Blut gefüllt, es sollten viele Blutwerte untersucht werden. Der Arzt wirkte danach sehr bekümmert. Er sagte, dass mein Cholesterinwert sehr hoch sei und ich somit zur absoluten Risikogruppe für einen Herzinfarkt gehören würde. Er wollte mich umgehend zur Überwachung ins Östra-Krankenhaus einweisen und fragte, ob ich einen Krankentransport benötige.

„Nein, den brauche ich nicht", sagte ich, „ich habe mein eigenes Auto". Wenn ich damit fahren wolle, müsse ich das auf eigene Verantwortung tun, meinte der Arzt. In meinem Zustand dürfe ich das nicht. Ich teilte dem Arzt mit, dass es mir, abgesehen von den Stichen und Reizungen in meiner Herzgegend und dieser Panik in der letzten Nacht, richtig gut gehe. Auf meine Frage hin, was er von den Ratschlägen der LCHF-Ernährung von Dr. Annika Dahlqvist halte, regte er sich richtig auf. Das sei lebensgefährlich und gegen alle vorliegenden wissenschaftlichen Studien und geprüften Erfahrungen. Ich müsse mich vor LCHF absolut in Acht nehmen. „Das ist ja offensichtlich, dass das gefährlich ist. Sehen Sie sich doch Ihre Cholesterinwerte an", sagte der Arzt. Er war sichtlich irritiert.

In meinem Kopf kreisten die Gedanken. Aber wenn es mir doch jetzt gut geht und mein Blutzucker kontinuierlich sinkt, von einer Kost, die vom gesamten schwedischen Gesundheitswesen als gefährlich eingestuft wird, wie kann das zusammenhängen? Ist es wirklich möglich, dass das gesamte Gesundheitssystem den falschen Weg geht? Oder ist es so, dass Annika Dahlqvist – und auch ich – russisches Roulette mit zu vielen Kugeln im Revolver gespielt haben? Die Zukunft wird spannend.

Im Krankenhaus wurden neue Blutproben entnommen, obwohl in der Gesundheitszentrale gerade welche entnommen worden waren. Leider sind Gesundheitszentrale und Krankenhaus nicht miteinander vernetzt, so muss jeder seine eigenen Proben entnehmen und die Werte bestimmen. Kann das kosteneffektiv sein?

Meine Lebensgefährtin kam mit ins Krankenhaus, auch sie war beunruhigt, wie alles weitergehen sollte. Sollte ich über das Wochenende aufgenommen werden? Wir hatten so ein schönes LCHF-Gericht mit einem guten Glas Wein geplant.

In ihrem Vortrag vor einigen Wochen hatte Dr. Annika Dahlqvist berichtet, dass die Plaques, die die Arterien verschließen, nicht den Fetten der Ernährung entsprechen. Es sind viel mehr sehr kleine Entzündungen, die sich in den Gefäßen sammeln und sich von dem Überschuss an Glukose (Zucker) ernähren. Der Überschuss entsteht, weil wir es nicht schaffen, alles zu verbrennen, was wir in uns hineinstopfen, vor allem Kohlenhydrate. Darauf werde ich später noch zurückkommen.

Ich erinnerte mich, dass Dr. Dahlqvist in ihrem Vortrag erzählte, dass es in ihren Gefäßen zu Beginn der Ernährungsumstellung auch gejuckt, gestochen und gekratzt hatte. Ihre Schlussfolgerung war ganz einfach: Das System heilt sich selbst, wenn es keinen krankmachenden Brennstoff mehr bekommt. Ohne Brennstoff keine Entzündungen, ein sehr interessanter Gedanke.

Nun befand ich mich bei einem neuen Arzt im Östra-Krankenhaus. Er untersuchte mich und meinte auch, mein Cholesterin sei viel zu hoch, ich könne jedoch selbst entscheiden, ob ich im Krankenhaus bleiben wolle oder nicht. Nun muss ich mich für einen Weg entscheiden, dachte ich. Wenn ich an die neue Ernährung glaube, gehe ich einfach nach Hause, koche das Abendessen und trinke ein Glas Wein mit Maggan. Das Gesundheitssystem kann seinen Weg gehen, ich gehe meinen. Gesagt, getan. Wir verließen den Weg des schwedischen Gesundheitssystems und gingen geradewegs in ein neues Leben mit fettem Essen und wenig Zucker.

Später am Abend, mitten in den Vorbereitungen für das Abendessen, rief der erste Arzt der Gesundheitszentrale an und fragte, ob ich im Krankenhaus sei. „Nein, ich bin zu Hause und bereite das Abendessen vor", antwortete ich. Der Arzt war empört und lamentierte, dass dies der falsche Weg sei, ich müsse ins Krankenhaus eingewiesen werden. Er wolle mich nochmals anrufen, nachdem er mit dem Oberarzt aus dem Östra-Krankenhaus gesprochen habe. Einige Minuten später klingelte mein Handy wieder und der Arzt behauptete, dass ich sofort zur Beobachtung ins Krankenhaus müsse. Es gäbe keinen Raum für Diskussionen, das sei nicht nur seine Meinung, ebenso die des Oberarztes. Meine Reaktion überraschte mich selbst, als ich antwortete, dass ich nicht länger sein Patient sei. Ein gutes LCHF-Abendessen zuzubereiten und auch ein gutes Glas Wein gemeinsam mit meiner Lebensgefährtin zu trinken war mir wichtiger, und genau so ließ ich es den verärgerten Schulmediziner wissen.

Wie Sie merken, habe ich überlebt. Und ich habe durch diese Entscheidung erhebliche gesundheitliche Verbesserungen erfahren. Sonst hätte ich dieses Buch gar nicht schreiben können. Doch das brauche ich Ihnen ja gar nicht zu erzählen.

Reflektionen

Angenommen, ich wäre nicht zu der Vorlesung im Lorensberg-Theater gegangen und hätte nicht auf eine natürliche Ernährung umgestellt, was wäre wohl passiert? Ich wäre selbstverständlich dem Rat des Arztes und der Diabetesberaterin gefolgt. Ich hätte meine Tabletten eingenommen und Insulin gespritzt und meine frühere Kost weiter gegessen. Ich wäre im „normalen Krankheitsverlauf" gelandet, also dem normalen Verlauf einer Diabetes-Erkrankung. Es heißt, man werde kränker und kränker, was völlig normal sei und dann, eines Tages, sterbe man Knall auf Fall.

Jetzt, zwei Jahre später, ohne Tabletten und völlig gesund, denke ich an die vielen Menschen, die falsche Informationen von den Ärzten und dem Gesundheitssystem erhalten und dadurch nur kränker werden. Wie sollen sie wissen, dass das ganze Gesundheitssystem falsch ist und weiterhin den falschen Weg einschlägt? Wer traut sich etwas gegen den Arzt zu sagen, der behauptet: „Wenn Sie meine Ratschläge nicht befolgen, ist das Risiko bald zu sterben groß."

Wie viele Menschen unterschreiben jeden Tag ihr eigenes Todesurteil, weil sie den Ratschlägen der Mediziner und des Gesundheitssystems folgen? Vielleicht sind es 15 Personen, nur in der Gesundheitszentrale, in die ich gegangen war? Das ist der „natürliche Verlauf", wenn man krank ist. Die Menschen werden langsam durch den zu hohen Konsum von Kohlenhydraten vergiftet. Das Gute aber ist, dass wir uns selber heilen und so dem „natürlichen Verlauf" entkommen können.

Trotzdem glaube ich nicht, dass uns das Gesundheitssystem krank machen möchte. Im Gegenteil, es gibt viele Menschen, die große Energie aufbringen, um uns gesünder zu machen. Das Problem besteht darin, dass es viele Schranken im System gibt, die uns stoppen, wenn etwas schief läuft. Gewöhnliche Menschen, die auf irgendeine Art und Weise mit dem herkömmlichen System brechen, könnten so eine Schranke herunter lassen. Würden wir aber ein System erschaffen, das die gemachten Erfahrungen in das Gesundheitssystem einfließen ließe, wäre das für alle ein Gewinn.

Die Suche nach einem Arzt im Internet

Mit schwerem Diabetes traut man sich nicht, längere Zeit ohne Arzt zu sein, so stark man sich auch fühlt. Auf der anderen Seite mochte ich keinen Arzt haben, der dem widerspricht, was ich selber glaube. Meine Werte verbesserten sich stets, die Stiche und Reizungen in der Herzgegend waren völlig weg. Die Logik von Dr. Dahlqvist fand ich weiterhin gut, eine Wunde heilt, wenn sie sticht und sich gereizt anfühlt, und genau das war mit meinem Herzen passiert. Wie viel Glück hatte ich, mich an diesem besagten Freitag nicht in das Östra-Krankenhaus gelegt zu haben. Dort hätte ich sicherlich wieder kohlenhydratreiches Essen bekommen und mein Blutzucker wäre weiter in die Höhe geschossen.

Aber wie findet man einen Arzt, der auf natürliches Essen setzt? Ich wollte einen Arzt, der Proben nimmt und damit meine Genesung dokumentiert und mich dafür lobt, wie fleißig ich war. Gab es so einen in Göteborg? Ich telefonierte und mailte kreuz und quer, kam allerdings zu keinem Ergebnis. Das war nun allerdings vollständig absurd. Es gibt eine Methode, die die Menschen gesünder macht, aber man findet keinen Arzt, der daran glaubt. Die Ärzte glauben an eine Methode, die Menschen kränker macht. Irgendwann musste das Gesundheitssystem aus der Spur gekommen sein.

Ich annoncierte im Internet. Zum Schluss bekam ich eine Antwort von einem Oberarzt aus Trollhättan. Er schrieb, dass es eine Ärztin in Trollhättan gab, die an die LCHF-Methode glaubte. Ich hatte nun schon drei Monate LCHF gegessen und mir ging es besser denn je. Ich wollte so gerne meinen Langzeitblutzuckerwert überprüft haben. Bei meinem Diabetesdebüt hatte ich einen Wert von 13 mmol/l (234 mg%), der Normalwert soll bei 5 mmol/l (90 mg%) liegen.

Diabetesdebüt ist sicherlich eine völlig falsche Bezeichnung, doch so nennt man das im schwedischen Gesundheitssystem. Ich selbst war ja im Laufe von Jahren kränker und kränker geworden, fast ohne es selber richtig zu merken. Gleichzeitig hatte ich eine Reihe Begleiterkrankungen aufgrund des hohen Glukosegehalts in meinem Körper entwickelt. Nun nahm ich Kontakt zu der Ärztin in Trollhättan auf und vereinbarte einen Termin mit ihr.

Einige Monate zuvor hatte ich meine Metformintabletten, die meinen Blutzucker senken sollten, weggeworfen. Meine Ernährungsumstellung hatte diese Funktion übernommen und machte das sogar hervorragend. Vor ein paar Seiten schrieb ich, dass ich auf das Thema Gesundheitswesen und Pharmaindustrie zurückkommen werde. Aber diese Frage möchte ich schon einmal vorwegnehmen: Wenn man vom Essen gesund werden kann, warum kann man das nicht einfach sagen?

Plötzlich geschah es

Ich freute mich wirklich auf meinen Besuch bei den positiv eingestellten Ärztin in Trollhättan. Meine Lebensgefährtin hatte sehr schöne Diagramme erstellt, die den Verlauf meines Blutzuckers bis hin zu einem normalen Niveau dokumentierten. Das Diagramm zeigte, dass ich ziemlich schnell, schon nach einigen Wochen mit der neuen Kostform, fantastische Resultate erreicht hatte. Die Kurven wiesen schließlich ein normales Niveau auf und waren konstant gut. Die rote Blutkurve zeigte die Nüchternblutzuckerwerte, die blaue Kurve die Werte nach den Mahlzeiten.

Nun hatte ich vier Monate LCHF gegessen und die letzte gesundheitliche Verbesserung fühlte sich wie der Gewinn des Jackpots an. Eines Morgens wachte ich mit dem Gefühl auf, dass irgendetwas in meinem Körper passiert war. Ich wusste nicht, was es war, doch ich wusste, etwas war anders.

Natürlich war mir aufgefallen, dass ich allmählich besser schlafen konnte, doch nun lagen meine Arme entspannt in einem 90-Grad-Winkel, ohne zu schmerzen. Auch die Schmerzen im Rücken, im Nacken und in den Schultern waren weg. Früher hatte ich immer einen anhaltenden chronischen Schmerz in diesen Körperteilen gehabt und jetzt hingen meine Arme entspannt an den Achseln herunter, ohne zu schmerzen. Als mir nun der Zustand der Schmerzfreiheit bewusst wurde, war das ein wunderbares Gefühl.

In den letzten zehn, fünfzehn Jahren hatte ich in regelmäßigen Abständen, immer wenn die Schmerzen zu heftig wurden, Besuche beim Orthopäden machen müssen. Dieser verordnete mir jedes Mal entzündungshemmende Tabletten und einen Chiropraktiker, der dann befand, dass meine Wirbel falsch liegen und es daher nötig sei, Behandlungen beim Physiotherapeuten zu machen. Der Physiotherapeut sagte, dass die Schmerzen wegtrainiert werden müssen, in mindestens zehn Anwendungen.

Ich möchte weder dem Arzt noch dem Chiropraktiker oder Physiotherapeuten die Butter vom Brot nehmen. Fakt war, dass ich zum ersten Mal seit vielen Jahren von meinen Schmerzen befreit war. Wiederum stellte ich mir die Frage: Kann man durch eine Ernährung gesund werden? Gewiss und es ist einfacher, als die meisten glauben.

Weder der Arzt noch der Chiropraktiker oder der Physiotherapeut fragten mich: „Wie ernähren Sie sich?" Wäre diese Frage gestellt worden, dann hätten sie mir bei gutem Hintergrundwissen eine Ernährungsumstellung vorschlagen können, vielleicht in Kombination mit Sport, möglicherweise anfangs mit Schmerztabletten.

Wie viele Menschen leiden unnötigerweise an chronischen Schmerzen? Und was war es, das meine Schmerzen verschwinden ließ? Das ist nicht weniger seltsam als die Selbstheilung meines Herzens und meiner Gefäße. Massen von sehr kleinen Entzündungen verursachten die Schmerzen in meinem Körper und versorgten sich durch das ständige Auffüllen des benötigten Brennstoffs, Glukose bzw. Zucker. Als dieser Brennstoff verschwand, war die Quelle des Ursprungs der Entzündungen weg und somit auch die Schmerzen. Wie einfach kann das sein? Wenn unser Immunsystem nicht ständig gegen die Entzündungsherde kämpfen muss, die durch einen hohen Zuckergehalt in unserem Körper verursacht werden, hat es mehr Kraft, sich gegen Erkältungen, Grippe und viele andere Krankheiten zu wehren.

Die gute Ärztin in Trollhättan

Endlich sollte ich die Ärztin treffen, die eine positive Einstellung zu natürlichem Essen hatte. Die Reise ging also von Göteborg nach Trollhättan. Ein viel längerer Weg als meine tägliche Fahrt zur Arbeit. Eigentlich sollte ich nicht klagen, aber sollte es nicht in einer Großstadt wie Göteborg einen Arzt geben, der an eine Methode glaubt, die die Menschen gesünder statt kränker macht? In der Gesundheitszentrale war ich sehr positiv überrascht, als die Ärztin zuerst meine Krankengeschichte hören wollte. Sie war empört darüber, was mir widerfahren und wie gegen meine Gesundheit gehandelt worden war. Die Ärztin war derselben

Meinung wie Dr. Annika Dahlqvist, dass das Gesundheitssystem auf dem Holzweg sei, wenn nicht eingesehen werde, wie wichtig die Ernährung sei.

Die Ärztin berichtete von der sogenannten Karlshamnstudie, die bis zu diesem Zeitpunkt praktisch die einzige Studie war, die eine Kost mit wenig Kohlenhydraten im Unterschied zu einer mit viel Kohlenhydraten vergleichend untersuchte. Die Studie zeigte, dass die Menschen, die weniger Kohlenhydrate zu sich genommen hatten, beträchtlich bessere Werte aufwiesen, als die Menschen, die viele Kohlenhydrate aßen. Leider war es eine sehr kleine Studie, sodass sie nicht vom Gesundheitssystem anerkannt wurde.

Wie sahen nun meine Werte aus? Wie hatten sich vier Monate LCHF-Kost ausgewirkt? Ja, alle meine Werte waren normal. Der Langzeitblutzuckerwert – früher bei 13 Punkten (HbA1c) – lag nun bei einem Normalniveau von 5 Punkten (HbA1c). Auch meine Cholesterinwerte waren perfekt, ebenso wie alle anderen Werte. Alles das bestätigte mir, dass ich ein gesunder Mensch war. Wie hatte das geschehen können? Vor gerade einmal vier Monaten war ich noch unheilbar krank gewesen. Der „normale Verlauf" dieser Erkrankung hätte mich dann irgendwann in den Tod geschickt.

Falls dieses Buch – entgegen meiner Vermutung – von einem Arzt oder einer Diabetesberaterin gelesen wird, nehmen Sie bitte die Erfahrungen und Informationen an, sie können Leben retten! Auch Ihr Leben.

Meine neue Ärztin fragte mich, ob sie meine schönen Diagramme mit den blauen und roten Blutzuckerkurven verwenden könne, was ich ihr natürlich gestattete. Es war wirklich ein gutes Gefühl eine Ärztin zu treffen, die mich bestärkte, die meine Gesundheitsgewinne sah und mir nicht damit drohte, dass ich einen Herzinfarkt bekäme, weil ich so viel Fett und so wenig Kohlenhydrate esse. Viele Steine waren mir sozusagen vom Herzen gefallen, als ich zurück nach Göteborg fuhr.

Kapitel 2

Ursache und Wirkung

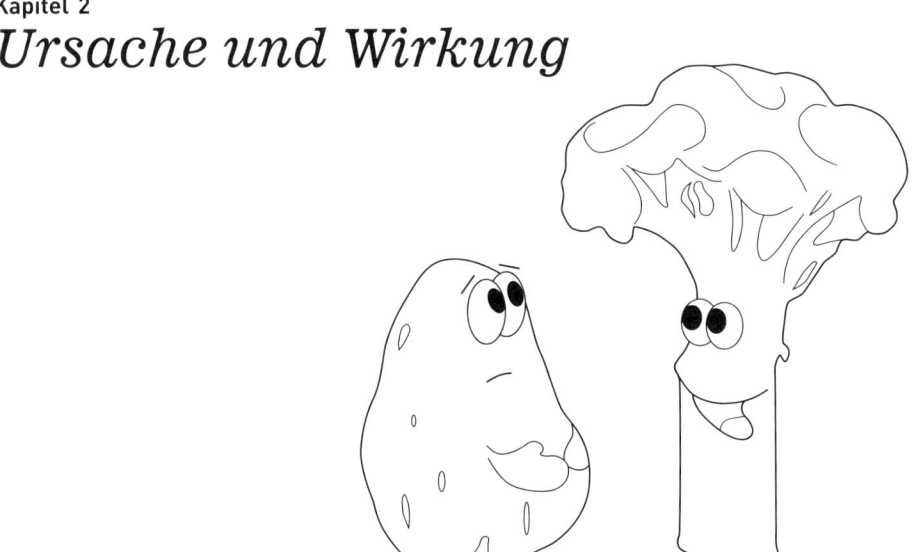

Was passiert bei zu vielen Kohlenhydraten im Körper?

Ich nehme an, Sie haben gehört, dass das Gehirn Kohlenhydrate benötigt und ohne diese nicht funktionieren kann. Sie haben sicherlich auch vom Tellermodell und von gesundheitsfördernden Lebensmitteln gehört. Es gibt einige Mythen darüber. Daher möchte ich nun versuchen zu erklären, wie es wirklich funktioniert.

Wir nehmen Energie aus drei verschiedenen Nährstoffen auf. Aus Kohlenhydraten, Fetten und Proteinen. Der Körper kann Energie aus allen drei Quellen beziehen. Das Problem stellen die Kohlenhydrate dar, deren Energie wir nicht verwerten. Unser Zuckerkonsum hat sich seit dem 18. Jahrhundert von einem Kilogramm pro Person im Jahr auf heute 40 Kilogramm pro Person im Jahr gesteigert. Dazu kommen noch alle Kohlenhydrate aus Getreide- und Stärkeprodukten, denn diese bilden für die meisten Menschen die Hauptenergiequelle seit dem 21. Jahrhundert. Alle können sehen, welche Veränderungen es in den letzten 200 Jahren gab. Aber was ist gleichzeitig geschehen? Vor 100 Jahren gab es so gut wie keine metabolischen Krankheiten. Diabetes, Herz- und Gefäßerkrankungen, Bluthochdruck und Krebs waren relativ unbekannt. Heutzutage verschlingen diese Krankheiten mehr als die Hälfte der Kosten im Gesundheitssystem. Würde man Diagramme dieser Geschehnisse erstellen, sähe man, dass die metabolischen Krankheiten parallel zu den veränderten Essgewohnheiten angestiegen sind. Folgendes ist geschehen: Wir essen vermehrt Stärkeprodukte in Form von Brot, Nudeln, Frühstücksflocken, Kuchen und vielem mehr. Im Gegenzug haben wir weniger Fett, allem voran tierische Fette gegessen, die Proteinmenge ist gleich geblieben.

Nach Dr. Otto Warburg sind Krebszellen nicht in der Lage, im sauren Milieu zu überleben. (Für diese Entdeckung erhielt er leider keinen Nobelpreis. Diese Ehre wurde ihm allerdings 1931 zuteil für die Entdeckung der Cytochrom-C-Oxidase, die damals "Atmungsferment" genannt wurde.) Er erklärte in seiner Abhandlung, dass Krebszellen sich vermehren, weil saures Milieu im Körper fehlt. Krebszellen ernähren sich von Zucker und beginnen Amok zu laufen und sich unkontrolliert zu vermehren, wenn ausreichend Zucker in den Zellen vorhanden ist. Ein saures Milieu kann verhindern, so Dr. Warburg, dass solch ein Prozess überhaupt erst beginnt und kann ihn sogar stoppen, nachdem er bereits begonnen hat, da die Krebszellen in einem sauren Milieu abgetötet werden.

Dass Entzündungen durch Zucker entstehen und aufrechterhalten werden, hatte ich schon vor einigen Seiten beschrieben. Fakt ist, dass Otto Warburg diese Entdeckung bereits im Jahre 1926 machte. Sie stimmen mir bestimmt zu, dass einem Nobelpreisträger Aufmerksamkeit gebührt. Leider erhielt Dr. Warburg keine. Diese Entdeckung ist im heutigen Gesundheitssystem fast unbekannt und wird demzufolge kaum angewandt.

Was passiert im Körper, wenn er im Übermaß Glukose bekommt? Wenn Sie jeden Tag Frühstücksflocken essen (die in vielen Fällen 80 Prozent Kohlenhydrate beinhalten), wenn Sie jeden Tag sechs bis acht Scheiben Brot (die 70 Prozent Kohlenhydrate beinhalten) verzehren, wenn Sie täglich Nudeln (die ebenfalls ungefähr 70 Prozent Kohlenhydrate beinhalten) verspeisen, so sind Sie ein „Otto Normalverbraucher". Wenn Sie mal Chips und Süßigkeiten essen und ab und an mal Limonade trinken, ist das immer noch normal. Wir haben unsere Essgewohnheiten seit dem letzten Jahrhundert sehr verändert, noch nie haben wir so viele Kohlenhydrate gegessen wie heute. Noch nie waren wir so krank wie heute.

Im Normalfall benötigen wir nur wenige Kohlenhydrate. Wir können vielleicht nur 10 bis 20 Prozent der Kohlenhydrate verbrennen, die wir mit den Lebensmitteln zu uns nehmen. Was aber geschieht mit dem Rest? Wir essen im Durchschnitt 60 bis 80 Prozent unserer täglichen Energie in Form von Kohlenhydraten. Ich denke, dass sich der Durchschnitt der schwedischen Bevölkerung (und auch der deutschen, Anmerkung von LCHF Deutschland) heute so ernährt. Früher war das auch bei mir der Fall.

Die unbenötigten Kohlenhydrate werden zu Fett umgewandelt. Nehmen auch die Fettzellen keine Glukose zur Einlagerung in Form von Fett mehr an, lagert das Insulin die Glukose unverändert in Fett- und Zwischengeweben ab. Dort dient sie als Brennstoff für Entzündungen, welche wiederum die unterschiedlichsten Krankheiten wie Diabetes, Bluthochdruck, Alzheimer, Krebs, chronische Schmerzen, schlechte Zähne und viele andere Leiden begünstigen. Es ist im Grunde genommen beeindruckend, dass bei dieser Ernährung der meisten Menschen nicht noch mehr Krankheiten auftreten.

Heute leiden sehr viele Männer an Prostatabeschwerden, die später in Prostatakrebs übergehen können, etwa ein Drittel aller Männer erkrankt inzwischen an Prostatakrebs. Das sind mehr als Frauen, die an Brustkrebs erkranken.

Nach einer Presseinformation der schwedischen Diabetesgesellschaft gibt es 365.000 Menschen mit Typ-2-Diabetes in Schweden (4,6 Millionen in Deutschland, 2012. Anmerkung von LCHF Deutschland) und mindestens den gleichen Anteil, bei denen diese Erkrankung noch nicht diagnostiziert worden ist. Das bedeutet, es gibt weitere 350.000 Menschen mit Prädiabetes. Die Dunkelziffer sei sehr groß, teilte die Diabetesgesellschaft mit. Die WHO, Weltgesundheitsorganisation, berichtet, dass in den meisten europäischen Ländern zwischen 10 bis 12 Prozent der Bevölkerung an Diabetes erkrankt seien. In anderen Ländern seien es sogar noch mehr mit einer nach oben steigenden Kurve.

Zurück zum Tellermodell. Die Ernährungsgesellschaft ermahnt uns, 60 Prozent Kohlenhydrate auf den Teller zu legen und warnt uns vor den wichtigen tierischen Fetten (Butter, Käse und Sahne). Auch das schwedische Gütezeichen für gesunde Lebensmittel empfiehlt uns, stärkehaltige Produkte zu essen und warnt vor den gesättigten Fettsäuren, da diese zu Übergewicht führen und die Risiken für Herzerkrankungen erhöhen. Es wird behauptet, das Cholesterin erhöhe sich dadurch, dass wir zu viele gesättigte Fettsäuren essen, die laut „Gesundheitspolizei" für viele Krankheiten verantwortlich sind. So seien fast alle behandelten Herzerkrankungen Folge dieses Fettkonsums. Unsere Gesellschaft hat nun erreicht, dass wir zu viele Kohlenhydrate essen. Heutzutage liegt die Menge bei zu vielen Menschen zwischen 70 und 80 Prozent der täglichen Nahrung. Das ist in meinen Augen eine Katastrophe.

Haben unsere staatlichen Gesellschaften recht? Die Antwort lautet: nein! Haben wir uns ein System geschaffen, in dem die unbegrenzten Möglichkeiten des Gesundheitssystems nicht reichen, egal wie viel Geld zur Verfügung steht? Die Antwort ist: ja!

Das Problem ist, dass das heutige Gesundheitssystem auf die Symptome und nicht auf die Ursachen fokussiert ist. Das bedeutet, dass selten die Ursache einer Erkrankung therapiert wird. In den meisten Fällen bekommen wir Medikamente, um die Krankheit in Schach zu halten. Haben Sie Kopfschmerzen, so nehmen Sie eine Kopfschmerztablette, ohne sich Gedanken über die Ursachen der Kopfschmerzen zu machen. Die Pharmaindustrie begrüßt natürlich diese Entwicklung, denn was sollte sie machen, wenn wir ohne Medikamente genesen würden?

Anstelle von Krankenhäusern sollte es Gesundheitshäuser geben, in denen wir lernen, wie Krankheiten überhaupt entstehen und welche Bedeutung die Ernährung für unsere Gesundheit hat. Gibt es Studien, die die heutigen Ernährungsratschläge und das heutige Gesundheitssystem unterstützen? Solche Studien gibt es nicht, das ist die Wahrheit. Deswegen halte ich es für bedenklich, dass man die aktuellen Empfehlungen unverändert lässt. Es gibt mehrere Studien für Diabetiker, die beweisen, dass eine Ernährung mit wenigen Kohlenhydraten erfolgreich ist. Und vor allem gibt es selbst erlebte positive Erfahrungen. Den Diabetikern zu raten, sie können Zucker essen, ist völlig falsch. Der offizielle Rat sagt jedoch genau das. Aber es gibt definitiv keine Studien, die diese Ratschläge belegen.

Man fühlt sich total ausgeliefert, wenn Menschen mit einer hohen Verantwortung davor zurückscheuen, sich zu neuen Erfahrungen und neuem Wissen zu bekennen.

Jennys Informationsbox
über Kohlenhydrate

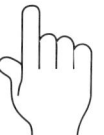

1 Gramm Kohlenhydrate entspricht 4 Kalorien. Diese Kalorien werden in unserem Körper fast vollständig in Energie umgewandelt, im Gegensatz zu der gleichen Menge Protein und Fett.

Kohlenhydrate werden in drei verschiedene Gruppen eingeteilt: Ballaststoffe, Stärke und Zucker. Das bedeutet, welche Kohlenhydrate Sie auch immer wählen, der Körper behandelt diese in einem großen Umfang auf die gleiche Weise: Umwandlung in Blutzucker, also Glukose, den Brennstoff, der unser Gehirn und unsere Zellen mit Energie versorgen soll. Das Gehirn benötigt also nicht wirklich Kohlenhydrate, es benötigt Energie in Form von Glukose, die auch aus Fett und Protein hergestellt werden kann.

Kohlenhydrate in Glukose zu verwandeln dauert unterschiedlich lang. Die Umwandlungszeit (schnelle oder langsame Kohlenhydrate) wird durch den glykämischen Index (GI) ausgedrückt.

Ballaststoffe gibt es in zwei Variationen, die wasserlöslichen und die nicht wasserlöslichen. Die wasserlöslichen Ballaststoffe findet man zum Beispiel in Gemüse, Beeren und Leinsamen. Ballaststoffe sind eine Gruppe der Kohlenhydrate, die unser Körper kennt und mit denen er gut umgehen kann. Die wasserlöslichen Ballaststoffe fungieren als Nahrung für die Darmbakterien und sind somit für die Darmflora notwendig. Sie bilden ein träge fließendes Gelee in Magen und Darm und sorgen dafür, dass wir uns länger satt fühlen. Das bedeutet, dass sich der Blutzucker nur ganz langsam erhöht, in einem geringen Umfang.

Nicht wasserlösliche Ballaststoffe sind beispielsweise in Vollkorn, Kleie und Hülsenfrüchten zu finden. Sie stellen auch Bakteriennahrung für den Darm dar und sind nützlich, wenn man sie verträgt. Etwa 40 Prozent der erwachsenen Bevölkerung in Schweden hat Magen- und Darmprobleme aufgrund der nicht wasserlöslichen Ballaststoffe. Menschen mit Magenproblemen erhalten oft den Rat, mehr Ballaststoffe zu essen, was jedoch die Problematik nur verschlechtert.

Stärke findet man zum Beispiel in Kartoffeln, Mehl, Reis, Mais und Nudeln.

Beim **Zucker** finden wir verschiedene Arten, den weißen Haushaltszucker, Saccharose, und auch Fruktose im Obst, Laktose in Milchprodukten und Maltose im Bier.

Die beiden letztgenannten Gruppen der Kohlenhydrate sind für uns Menschen relativ neu. Daher stellen sie auch für einen Teil von uns ein Problem dar. Einerseits, weil sie einen sehr großen Anteil unserer Nahrung ausmachen und andererseits deswegen, weil sie das Blutzuckerniveau sehr hoch halten. Dadurch muss das einzige Hormon, welches den Blutzuckergehalt senken kann, nämlich das Insulin, permanent Höchstarbeit leisten. Wir bekommen eine Blutzuckerkurve, die sehr schnell ansteigt, jedoch auch sehr schnell abfällt. Das bedeutet, dass wir ununterbrochen zuckerreichen Brennstoff nachfüllen müssen.

Aber welche Funktion haben Kohlenhydrate in unserem Körper? Ja, sie sorgen dafür, dass wir schnell mit sofort wirkender Energie versorgt werden, wenn wir uns anstrengen, oder sie lagern die Energie in der Leber und in den Muskeln ein. Allerdings gibt es dort nur kleine Speicherkapazitäten, was bedeutet, dass nicht verbrauchte Kohlenhydrate in Fett verwandelt werden und sich in den Fettzellen ablagern.

Zusammenfassung: Wir sollten die wasserlöslichen Ballaststoffe bevorzugen, in Form von Gemüse, welches über der Erde wächst, Beeren und Leinsamen, um unseren Darm in Schwung und den Blutzucker stabil zu halten. Diejenigen, die viel trainieren, gesund und schlank sind, können auch einen kleinen Teil rotes Gemüse und andere langsamverdauliche Kohlenhydrate mit in die Nahrung einfließen lassen.

Was passiert in unserem Körper, wenn wir zu wenig Fett essen?

Menschen sind nie dafür vorgesehen gewesen, einjährige Pflanzen zu essen. Eine Kuh hat ganz andere Voraussetzungen, um sich von stärkehaltigen Produkten zu ernähren. Mit ihren vier Mägen besitzt die Kuh ganz andere Möglichkeiten, Stärke zu verstoffwechseln. Wir Menschen sind dafür vorgesehen, Fleisch, Fisch, Eier, Nüsse und Gemüse zu essen. Fette und Proteine als Energiequelle sind etwas ganz anderes für den menschlichen Körper als Kohlenhydrate. Um Fett zu spalten, benötigt der Körper sehr viel mehr Zeit als für Kohlenhydrate. Das heißt, Glukose wird nur bei Kohlenhydraten sehr schnell ins Blut transportiert. Beim Verzehr von Fetten erhalten wir einen gleichmäßig niedrigen Blutzuckerspiegel und entgehen den Heißhungerattacken, die durch die schnelle Umwandlung von Kohlenhydraten zu Glukose hervorgerufen werden. Wenn wir einmal vom Wasser absehen, besteht unser Körper zu großen Teilen aus gesättigtem Fett. Kann es wirklich gefährlich sein, das zu essen, aus dem wir bestehen?

Meine eigene Erfahrung ist, dass mein Körper sich von schweren Krankheiten selbst geheilt hat, als ich ihm ausreichend Fett zur Verfügung gestellt habe. Wenn es nach den Ratschlägen des Gesundheitssystems gegangen wäre, hätte ich heute schon tot sein müssen, so viel gesättigte Fettsäuren, wie ich in den letzten beiden Jahren gegessen habe. Aber stattdessen ist es genau umgekehrt.

Wenn ich Fett esse, erlebe ich, dass mein Körper dadurch entgiftet wird, meine Gefäße befinden sich in einem ausgezeichneten Zustand und meine Immunabwehr ist viel besser geworden. Seit meiner Kostumstellung auf LCHF bin ich keinen einzigen Tag krank gewesen. Nur eine leicht fließende Nase habe ich den einen oder anderen Tag mal gehabt, doch ist es nie zu einer richtigen Erkältung gekommen.

Ich habe das Gefühl, dass das Fett meinen Körper völlig entgiftet hat. So ist mein Erleben und ich fühle mich prächtig. Der Abschied von den Kohlenhydraten hat meine Entzündungsanfälligkeit vermindert und so dem Körper geholfen, sich selbst zu heilen. Ohne hochwertige Fette als Energiequelle wäre es für meinen Körper unmöglich gewesen, diese Selbstheilung zu schaffen.

Fettangst

Wie kommt es, dass wir durch die Werbung mehr Lightprodukte essen und uns vor gesättigten Fetten fürchten? Warum warnt die Lebensmittelindustrie vor den „gefährlichen" gesättigten Fetten? Warum erzählt sie uns, dass sich das Cholesterin erhöht, wenn wir Butter und Sahne essen und wir somit eine Herzerkrankung riskieren?

Ist es wahr, dass wir von Fett fett werden? Gibt es einen kleinen Funken Wahrheit in dieser Propaganda? Meine Antwort ist: nein! Und nun erkläre ich warum.

Die große, fette Lüge

Der amerikanische Arzt und Forscher Ancel Keys hatte die Hypothese aufgestellt, dass gesättigte Fettsäuren für uns Menschen gesundheitsgefährdend seien. In vielen Ländern wurden große Studien durchgeführt, um festzustellen, ob Fett Herz- und Gefäßerkrankungen verursacht. Eine ganze Menge entgegengesetzter Resultate in verschiedenen Ländern kam dabei heraus. Ancel Keys beschloss ganz einfach, nur die Länder in seine Studie einfließen zu lassen, die das Resultat zeigten, was er sehen wollte. Er schloss Länder wie Holland und Norwegen von der Studie aus. Denn dort aßen die Menschen viele gesättigte Fettsäuren und es wurde kein Zusammenhang mit einer erhöhten Rate an Herz- und Gefäßerkrankungen festgestellt.

Kurz gesagt: Ancel Keys erwies sich als Schwindler und verdrehte seine Resultate zu seiner eigenen Ehre und zu seinem ökonomischen Gewinn. Der schwedische Arzt und Forscher Uffe Ravnskov hat in seinen Überprüfungen Schritt für Schritt dokumentiert, dass gesättigte Fette und ein hoher Cholesterinspiegel keine Herzerkrankungen verursachen. Die Frage, die sich daraus ergibt, ist folgende: Wer hatte welche ökonomischen Vorteile von Ancel Keys' Resultaten? Waren es vielleicht die Pharma- und Lebensmittelindustrie?

Wirklich anstößig ist, dass die Resultate von Ancel Keys bis heute immer noch den Grundstock der offiziellen Krankheitstheorie für die Entstehung von Herz- und Gefäßerkrankungen bilden. Viele Menschen in Schweden haben in den letzten zwei bis drei Jahren mehr gesättigte Fette gegessen als ich, dennoch waren wir nie gesünder als heute. Das nenne ich gelebte Erfahrung. Was wählen Sie? Folgen Sie den Ratschlägen von Ancel Keys, wie unser Gesundheitssystem, oder möchten Sie wie ich den neuen Weg ausprobieren und sehr große Gesundheitsgewinne erhalten?

Jennys Informationsbox
über Fett

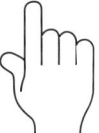

Unser Körper benötigt Fett für viele Funktionen: Um fettlösliche Vitamine aufzunehmen, für das Gehirn, um Energie zu erhalten, zur Fettverbrennung, um den Stoffwechsel zu stimulieren, die Haut weich und geschmeidig zu halten und um uns lange satt und gesund zu erhalten. Darum ist es so wichtig, dass Sie gesunde, natürliche Fette essen. Die raffinierten Fette und Transfette müssen vermieden werden.

Es gibt gute und schlechte Fette. Es ist von Vorteil zu wissen, welche Fette man wählen soll, um sich gesund und fit zu fühlen. Lassen Sie mich einige Begriffe erklären und aufzeigen, was Sie im Kühlschrank haben sollten und was Sie wegwerfen sollten. Beginnen wir mit den schlechtesten Fetten:

Gehärtete oder teilweise gehärtete Fette

Gehärtete und teilweise gehärtete Fette werden aus flüssigen Pflanzenölen hergestellt, die grundsätzlich schwer fest werden. Die Lebensmittelindustrie möchte, dass die Verbraucher diese Produkte als Butterersatz nehmen. Um Geschmack zu bekommen, müssen die flüssigen Pflanzenöle einige chemische Prozesse durchlaufen. Für die richtige, feste Konsistenz müssen sie künstlich gehärtet werden.

Die Härtung ist bei konventionellen Produkten ein gängiges Verfahren, um flüssige in feste Fette zu verwandeln. Dies geschieht durch Hilfe von hohen Temperaturen, hohem Druck und Nickel als Katalysator. Außerdem können bedenkliche Verbindungen, die sogenannten Transfettsäuren, entstehen.

Alle Fette bestehen aus einem Teil Glycerin und drei Fettästen. Die Äste sind unterschiedlich lang, je nachdem, zu welcher Sorte Fett sie gehören. Die Glycerinanteile werden während der Härtung von den Fettsäuren getrennt und nach dem Zufallsprinzip wieder zusammengesetzt.

Fettsäuren, die sich in der Mitte befanden und dann an die Kante gelangen, bergen ein höheres Risiko für die Entstehung von Blutpfropfen.

Fettmoleküle verändern sich und Massen von anderen Molekülen werden gebildet, zum Beispiel Transfette. Es werden jedoch auch Stoffe wie Nickelseife gebildet. Transfette sind anscheinend dafür verantwortlich, Unordnung in den Membranen zu schaffen.

Damit die Härtung funktioniert, müssen wichtige Bestandteile der Nährstoffe weggenommen werden, sonst würde der Prozess gestört. Auf diese Weise werden gehärtete Fette doppelt gefährlich. Sie enthalten künstlich hergestellte Transfette und ihnen fehlen die schützenden Eigenschaften der fettlöslichen Stoffe.

Umesterung

Nachdem das Öl gehärtet worden ist, hat es eine unansehnliche graue Farbe und muss mithilfe von Lauge und Säure gebleicht (verschönert) werden. Farbstoffe werden für eine bessere Farbe hinzugefügt und Aromen für den besseren Geschmack.

Diese Fette werden dann in Lebensmitteln verwendet, die eine lange Haltbarkeit besitzen sollen, zum Beispiel Kuchen, Eis, Fertigsoßen, Brot und flüssige Margarine.

Bei der Umesterung hat man Palm- und Kokosöl als Vorbild, das sind jedoch gesättigte Fettsäuren und sie sind nur bei Wärme flüssig. Durch die Umesterung werden flüssige Fette dem jeweiligen Verwendungszweck angepasst. Das geschieht mithilfe eines Katalysators, (Natriummethylat) dadurch wird die natürliche Anordnung der Fettsäuren im Fettmolekül verändert. So bilden sich teilweise Fettsäurekombinationen, die in der Natur nicht vorkommen. Auch ist über die Auswirkung umgeesterter Fette im Organismus wenig bekannt.

Die Umesterung muss, im Gegensatz zur Härtung, nicht auf den Lebensmittelverpackungen deklariert werden. Sie stellt aber einen starken Eingriff in die Fettstruktur dar.

Umfassende Forschungen haben gezeigt, dass gehärtete Fette einen großen Anteil an Herz- und Gefäßerkrankungen, Diabetes, Allergien und Asthma ausmachen. Trotzdem finden sich immer noch gehärtete Fette in den Lebensmitteln, die in Kindertagesstätten, Schulen und Krankenhäusern verwendet werden.

In welchen Lebensmitteln lassen sich gehärtete Fette finden? In denen, die eine lange Haltbarkeit haben, zum Beispiel: einige Brotsorten, Kekse, Tütensaucen, Eis, Blockschokolade, Fertiggerichte, Pommes frites, Brühe und Margarine.

Gesundheitshaus statt Krankenhaus

Im Krankenhaus behandelt man Symptome statt Ursachen. Das bedeutet, die Ursachen Ihrer Erkrankung bleiben unbehandelt. Der Fokus wird nur auf die Symptome gelegt: Kopfschmerzen, Halsschmerzen, zu hoher Blutzucker usw. Diese Symptome werden mit Medikamenten behandelt, doch die Ursache bleibt bestehen. Es gibt natürlich Ausnahmen wie meiner Ärztin in Trollhättan, jedoch werden im Normalfall keine Ursachen erforscht. Warum ist das so? Es wäre sowohl für die Patienten als auch für das Krankenhaus interessant zu wissen, woher die Krankheiten kommen. Betrachtet man es genauer, sind es leider nur die Patienten, die Nutzen und Freude daran haben, die Ursachen ihrer Krankheiten zu kennen.

Akzeptieren Sie, dass Sie oft erkältet sind und in regelmäßigen Abständen Antibiotika und andere Grippemedikamente schlucken? Dass Sie oft in die Apotheke gehen und Tabletten kaufen, die Ihr Arzt Ihnen verschrieben hat? Sie sind ein wichtiger Kunde für die Pharmaindustrie sowie das bestehende Gesundheitssystem und erhalten somit Arbeitsplätze und Gewinne. Stellen Sie sich einmal vor, dass Sie und Ihr Arzt die Ursachen Ihrer immer wieder auftretenden Erkältungen aufdecken. Sie erkennen vielleicht, dass Sie ungesund essen und dadurch Infektionen und Entzündungen entstehen. Vielleicht konsumieren Sie einfach zu viel Zucker, ohne es bisher gewusst zu haben. Das große Überangebot an Glukose, das im Verdauungstrakt gebildet wird, kann nicht von Ihrem Körper verbrannt werden. Stattdessen nimmt er es als Brennstoff für alle möglichen Infektionen und Entzündungen.

Sie würden vom Arzt den Rat erhalten, den Konsum der Kohlenhydrate zu verringern und insbesondere auf versteckten Zucker zu achten, der nicht süß schmeckt. Versteckten Zucker findet man in Brot, Nudeln, Kartoffeln, Reis und Frühstücksflocken. Den Zucker, der in Süßigkeiten und Limonade vorkommt, nehmen Sie bewusst wahr. Sie stimmen mit Ihrem Arzt überein, dass Sie nur noch 10 g Kohlenhydrate pro 100 g Lebensmittel konsumieren wollen. Ihr Arzt erklärt Ihnen, dass ein Überangebot an Kohlenhydraten Ihre Immunabwehr zu sehr belastet und dies dazu führen kann, dass der Körper es nicht schafft, gesund zu werden.

Wenn Sie Ihre Zuckerzufuhr verringern, wird Ihr Immunsystem stärker werden und kann Viren und Bakterien besser abwehren. Nach einigen Wochen werden Sie feststellen, dass sich Ihr Körper besser und so stark wie lange nicht mehr anfühlt. Dass Sie die Tabletten, die Sie früher benötigt haben, nicht mehr brauchen.

Würden Sie und Ihr Arzt so handeln, was würde dann mit der Pharmazie und den Krankenhäusern geschehen? Natürlich müsste dann rationalisiert werden, Entlassungen und Freistellungen würden auf die Mitarbeiter zukommen. Vielleicht würden nun einige in den neuen Gesundheitshäusern eine Arbeit beginnen, denn dort wird die Nachfrage nach Arbeitskräften steigen. Die pharmazeutischen Unternehmen würden umstrukturiert und nach den Ursachen der Krankheiten suchen. Stellen Sie sich vor, dass die großen Pharmazieunternehmen beginnen würden, ihr Wissen an die Kranken- und Gesundheitshäuser zu verkaufen.

Wissenschaft statt Chemie

Nehmen wir mich als Beispiel. Vor gar nicht so langer Zeit war ich schwer an Diabetes erkrankt. Ich litt unter ständig wiederkehrenden Infektionen und Erkältungen, woraus sich Bronchitiden und Lungenentzündungen entwickelten. Seit vielen Jahren quälten mich chronische Schmerzen in den Schultern, im Nacken und im Rücken. Aus irgendeinem Grund gelang es mir, zwischen den Krankheiten immer arbeiten zu gehen und Sport zu treiben. Lange war ich ein gläubiger Patient des Gesundheitssystems und Kunde der Pharmaunternehmen. Wie viele Penicillinkuren ich gemacht habe und wie viele Schmerztabletten ich genommen habe, steht in den Sternen. Aber ich machte das, was mir mein Arzt sagte. Verschrieb er mir Tabletten, so schluckte ich sie. Ich spreche da von einer langen Zeit und in dieser Zeit wurde ich immer kränker statt gesünder, obwohl ich allen Empfehlungen folgte.

Ich bin erst gesund geworden, nachdem ich dem Rat einer aufgeschlossenen Ärztin folgte. Frau Dr. Annika Dahlqvist riet allen Diabetikern und Übergewichtigen, zur LCHF-Ernährung zu wechseln, um gesund zu werden.

Nach einiger Zeit wurde ihr von ihrem Arbeitgeber verboten, diese Empfehlung auszusprechen. Ihre hervorragenden Ergebnisse zählten nicht. Die Gesundheitsbehörde trieb es auf die Spitze und entzog Dr. Dahlqvist die Approbation. Später hat sich herausgestellt, dass ihre Empfehlungen richtig waren. Sie wurde vollständig rehabilitiert und hat heute eine neue Anstellung. Man sollte ihr den Nobelpreis für ihre Verdienste verleihen. Sie hat mehr für kranke Menschen getan, als das Gesundheitssystem und die Pharmaindustrie zusammen in den letzten fünf Jahren. Es ist äußerst bedauerlich, dass ein Arzt Schwierigkeiten bekommt, obwohl es seinen Patienten besser geht. Aber in einem bestehenden Gesundheitssystem kann nicht einfach mit neuen Methoden gearbeitet werden. So einfach ist das.

Es ist ein Skandal, dass nicht nach den Ursachen unserer Krankheiten gefragt wird. Wie kommt es, dass wir in solch eine Situation geraten sind und wie hängt das alles zusammen? Haben wir uns ein System geschaffen, das für neue Ideen nicht aufgeschlossen ist? Zählen nur Erfolge durch chemische Tabletten?

Was passiert in unserem Körper, wenn wir diese Tabletten in uns hineinstopfen? Was passiert in der Natur, die die Reste davon verarbeiten muss? Wir wissen, dass wir gegen Antibiotika resistent werden können, wenn wir zuviel davon einnehmen. Was machen wir mit diesem Wissen? Haben die Pillen ihre magische Kraft verloren oder ist unser Immunsystem vergiftet durch die vielen chemischen Medikamente? Welche Berücksichtigung findet diese Tatsache in unseren Krankenhäusern? Vielleicht ist es uns so zur Gewohnheit geworden, dem Herdentrieb zu folgen, dass wir den Wald vor lauter Bäumen nicht sehen?

Neulich las ich, dass der Tablettenmissbrauch sehr weit verbreitet ist. Er folgt direkt hinter dem Alkoholmissbrauch. Der Medikamentenmissbrauch ist also häufiger als der von Drogen. Gibt es keine amtlichen Behörden, die sich darum kümmern? Alle Apotheken machen unermessliche Gewinne durch unsere Gutgläubigkeit. Gesundheitssystem, pharmazeutische Industrie und Apotheken leben und wirken in einer Weise mit unerhörten Einnahmen und Ausgaben, die große Konsequenzen für die normale Bevölkerung hat. Die Frage ist, ob die Bevölkerung durch dieses Trio gesünder wird.

Bakterien geraten aus dem Gleichgewicht

Was passiert in unserem Körper, wenn wir Mengen von Zucker bzw. Kohlenhydraten in uns hinein-stopfen? Warum bekommen wir so viele entzündliche Erkrankungen? Der Einfluss von Bakterien im Zu-sammenhang mit unserer Ernährung auf unsere Gesundheit ist ein relativ großer, unerforschter Bereich. Wissenschaftler des Karolinska-Instituts in Schweden haben in dem Buch „Magen, bakterier, buller och brak" „Magen, Bakterien, Lärm und Krach" geschrieben, dass es alleine im Magen-Darm-Trakt 10 Milliarden Bak-terien gibt. Wie viele mag es erst im ganzen Körper geben? Viele Forscher gehen davon aus, dass es einen Zusammenhang zwischen der Ernährung und den Bakterien gibt. Werden die falschen Lebensmittel geges-sen, vermehren sich die schädlichen Bakterien, unser Körpersystem verliert die Balance. Für viele Menschen ist die Vorstellung, Bakterien im Körper zu haben, schrecklich. Doch wir werden umdenken müssen. Denn schließlich bestehen wir zu einem großen Teil aus Bakterien, die wir benötigen, damit unsere Körpersysteme funktionieren. Es wird Zeit, die Sichtweise zu ändern. Es gibt schätzungsweise 10-mal mehr Bakterien als Zellen in unserem Körper. Wir sprechen also von Billionen Bakterien in jedem menschlichen Körper. Daher ist es einleuchtend, dass wir in einer Art Symbiose mit ihnen leben.

Heute ist bekannt, dass sich die Bakterien erst im Dickdarm an Fruktose satt essen, die sie aus irgendei-nem Grund nicht im Dünndarm aufnehmen. Dadurch besteht ein Risiko, dass diese Bakterien eine negative Wirkung auf unser Immunsystem haben und dass sie in unser Blutsystem gelangen und uns krank machen.

Schließe Freundschaft mit deinen Bakterien

Ich glaube, es ist besser, mit unseren Bakterien Freundschaft zu schließen. Es gibt doch sicher einen trif-tigen Grund, warum wir so viele in unserem Körper haben. Was passiert also, wenn die Balance der Bakterien in unserem Körper negativ beeinflusst wird? Kann es sein, dass gewisse Bakterien unseren Körper wegen der falschen Ernährung angreifen? Dass unsere Immunabwehr durch den vielen Zucker in der Ernährung leidet? Ist es möglich, dass die Bakterien die Innenseite der Blutgefäße angreifen und kleine Wunden in ihnen verursa-chen? Die wiederum für Verengungen und eine schlechte Zirkulation sorgen? Laut Forscher geschieht es in der Mundhöhle und somit stellt sich die Frage: Was passiert im ganzen Körper?

In einem See mit schlechtem pH-Wert ist das Risiko groß, dass alle Fische sterben und der See zuwächst. Wird dem See Kalk zugeführt, reguliert sich das Milieu wieder. Ich bin davon überzeugt, dass unser Körper durch eine kohlenhydratreiche und fettarme Ernährung auch sauer wird. Dadurch wird der Grundstein für ein Ungleichgewicht der Bakterien gelegt, was wiederum zu vielen entzündlichen Krankheiten führt.

Bestimmte Wissenschaftler behaupten, dass die vom herkömmlichen Gesundheitssystem vertretenen Ursachen für entzündliche Erkrankungen falsch sind. Nämlich, dass unsere Gene und unsere DNS an den me-tabolischen Erkrankungen Schuld sind. Dass alle Krankheiten vererbt werden, ist der Gedanke, der dahinter steckt. Nur wenige Wissenschaftler sind der Meinung, die Ursachen liegen in Pilzinfektionen, Entzündungen und einem bakteriellen Ungleichgewicht. Sie glauben, genau wie ich, dass die metabolischen Erkrankungen durch eine Ernährung mit zu vielen Kohlenhydraten und zu wenig Fett entstehen.

Ein Lehrer schrieb folgenden Kommentar in meinen Blog „Machen Sie einen Test: Schneiden Sie einige Erdbeeren in Scheiben und streuen Sie Zucker darüber. Was passiert? Nach einiger Zeit sind die Scheiben schwabbelig, denn der Saft ist vom Zucker aufgesaugt worden. Unsere Körperzellen regieren auf die gleiche Weise. Zucker ist direkt zelltötend."

Ein verzuckerter Körper

Es gibt einen Ausdruck, der Glykation heißt. Glykation ist eine Kreuzverbindung von Proteinen und DNA-Molekülen, verursacht durch Zucker-Aldehyde, die mit den Aminosäuren des Protein-Moleküls reagieren und so weitere Endprodukte der Glykosierung, die sogennten AGE's (Advanced Glycation Endproducts) erzeugen. Das bedeutet, dass der Körper einen Verwesungsprozess in Gang setzt, mit Pilzbildung und Infektionen, es gibt also ein heilloses Durcheinander. Dass dieser Prozess stattfindet, hängt definitiv damit zusammen, dass wir zuviel Zucker, nicht zuviel Fett essen. Das Immunsystem hat dadurch immer Arbeit und bekommt keine Erholungszeit.

Diese langsame Verzuckerung, Karamellisierung unseres Körpers wird häufig mit den Problemen des Alterns zusammengebracht. Es ist für die Ärzte bequem zu behaupten, dass unsere zunehmenden gesundheitlichen Probleme mit dem Alter zusammenhängen. Wer mag schon etwas dagegen sagen, werden wir doch alle älter. Aber ich bin selbst ein Beispiel dafür, wie dieser Zerstörungsprozess aufgehalten werden kann. Mein Tonumfang ist größer geworden und meine Singstimme hat sich verbessert, seit ich meine Ernährung umgestellt habe.

Ein anderes Beispiel beschreibt Anna-Marie über ihren 90-jährigen Vater. „Gerne möchte ich hier meine Erfahrung mitteilen, die allein durch die Ernährungsumstellung zu LCHF geschah. Mein Vater hat vor drei Jahren sowohl einen Schlaganfall als auch eine große Hirnblutung überlebt. Er litt vorher schon unter Herzflimmern, Prostatabeschwerden, einem Leistenbruch, dann kamen der Schlaganfall und die Hirnblutung dazu. Um meine Schwester zu entlasten, bot ich ihr an, mich einige Zeit um Vater zu kümmern.

Vom ersten Tag an in meiner Obhut bekam mein Vater auch LCHF zu essen. Ich selbst ernährte mich schon 10 Jahre so. Meinem Vater ging es jeden Tag besser und nach und nach wurden seine Gehstrecken mit dem Rollator immer länger. Nach sechs Monaten konnte er lange Strecken nur mit Stöcken gehen. Nun ist er fast 90 Jahre und weiterhin gut zu Fuß. Seine Prostatabeschwerden sind weniger geworden und sein Leistenbruch bereitet ihm kaum noch Probleme. Er isst nach wie vor kohlenhydratreduzierte Ernährung, lässt süße Getränke, Brot und Pasta freiwillig weg. Letzten Sommer nahmen wir ihn mit in den Urlaub und er ging ohne Hilfe lange Strecken am Strand. Ich bin mir sehr sicher, dass er nicht mehr so „funktionstauglich" wäre, wenn er in einem staatlichen Pflegeheim leben und nach den üblichen Maßstäben betreut würde."

Es kann kein Zufall sein, dass Menschen nach der Ernährungsumstellung auf LCHF über so viele gesundheitliche Verbesserungen berichten. Sie schlafen besser, der Magen-Darm-Trakt beruhigt sich, sie fühlen sich gesünder, frischer und vieles mehr.

Ich bin der Meinung, dass wir unglaublich wenig über metabolische Vorgänge in unserem Körper wissen. Folgendes kann ich mit Sicherheit sagen: Unser heutiges Gesundheitswesen vertritt die verrückte These, dass uns Fett krank macht. Doch trotz Statine, blutverdünnende Medikamente, Herztabletten und vielen anderen Medikamenten werden wir nicht gesund. Jedoch bleibt das Gesundheitssystem dabei: Es ist das Fett, das die Ursache aller metabolischen Erkrankungen ist. Doch mit dieser Betrachtungsweise kann das Problem nicht gelöst werden, es ist ein verfahrener Weg. Wir werden kränker und kränker und irgendwann wird das komplette Gesundheitssystem zusammenbrechen, da immer nur Symptome statt Ursachen behandelt werden. Allerdings wird das Gesundheitssystem von uns bezahlt, wählen wir keinen anderen Weg, werden wir alle eines Tages Opfer sein.

Mein Körper hat seine ausgewogene Balance wiedererlangt. Ich lebe in einer perfekten Symbiose mit meinen Billionen Bakterien. Warum das so ist? Weil ich von einer kohlenhydratreichen Ernährung zu einer Ernährung mit viel hochwertigem Fett und einer normalen Menge Protein gewechselt bin. Die wenigen Kohlenhydrate, die ich esse, stammen aus Gemüsesorten, die über der Erde wachsen, einigen Scheiben Finn-Crisp und aus Beeren. Meine schweren metabolischen Erkrankungen sind völlig verschwunden, nachdem ich mich genau entgegengesetzt der bestehenden Empfehlungen ernährt habe. Unser Körper sendet uns sehr deutliche Signale, wenn etwas mit unserem Stoffwechsel im Argen liegt. Diese Signale zeigen sich in Form von häufigen Erkältungen, Migräne, Allergien, Ekzemen und vielen anderen Problemen. Wird das alles nicht ernst genommen, können sich daraus schwerwiegende Autoimmunerkrankungen wie Diabetes, Herz- und Gefäßerkrankungen oder Krebs entwickeln.

Kapitel 3

Täuschungen und Fakten

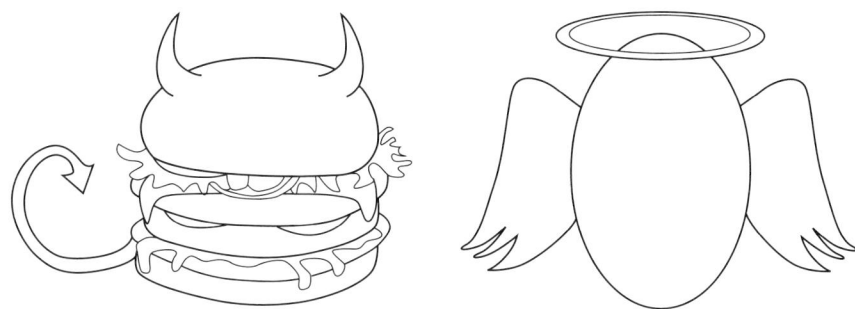

Der Cholesterinmythos

Wussten Sie, dass blutfettsenkende Medikamente jedes Jahr zu einem Umsatz von 100.000.000 Schwedischen Kronen (entspricht rund 11.200.000 Euro, in Deutschland betrug der Umsatz 2012 ungefähr 97.000.000 Euro, Anmerkung LCHF Deutschland) in Schweden führen? Ja, Sie lesen richtig. Einhundert Millionen Kronen! Sie haben sicher gehört oder gelesen, dass ein zu hoher Cholesterinspiegel gesundheitsschädlich sei. Viele warnen davor, dass das Risiko für Herz- und Gefäßerkrankungen durch einen hohen Cholesterinspiegel steigt. Die Ärzte haben den Grenzwert innerhalb nur einiger Jahrzehnte von 6 auf 4 gesenkt. So bekommt fast jeder dritte Schwede über 55 Jahre cholesterinsenkende Medikamente. Warum? Man hat Angst vor Herzattacken und anderen ähnlichen Erkrankungen, die man laut der Ärzte aufgrund des erhöhten Cholesterinspiegels bekommen kann. Ist es gefährlich, einen hohen Wert zu haben? Wer bestimmt, was ein hoher und was ein niedriger Cholesterinwert ist? Woher weiß man, dass hohe Blutfettwerte gefährlich sind? Gibt es dazu Studien?

Der Däne Uffe Ravnskov ist Arzt, Wissenschaftler und einer der bekanntesten Cholesterinforscher in Schweden. Er behauptet, dass die gefährlich hohen Cholesterinwerte ein Mythos seien. Laut Ravnskov sei es eher so, dass Menschen mit niedrigen Werten ein höheres Risiko hätten, gesundheitliche Probleme zu entwickeln, als diejenigen mit einem hohen Wert. Es existieren über dreißig Studien, die diese These unterstützen. Trotzdem ist dies kaum bei den Ärzten und den staatlichen Institutionen bekannt.

Warum nehmen etwa ein Drittel aller schwedischen Männer über 65 Jahre Statine (http://www.kostdok-torn.se/var-tredje-aldre-svensk-ater-statiner), die durch ihre Nebenwirkungen Muskelschwäche und Gelenk-schmerzen auslösen? Es existieren auch Behauptungen, dass sie das Risiko für Diabetes und Milzinfektionen erhöhen. Trotzdem gehören Statine zu den meistverkauften Arzneimitteln. Wie kann das sein? Folgen Ärzte einer Gruppe, die bedenkenlos den Empfehlungen der Pharmaindustrie folgt? Und folgen wir Patienten beden-kenlos den Empfehlungen unserer Ärzte?

Zu Beginn des Buches berichtete ich, dass ein Arzt zu hohe Cholesterinwerte bei mir feststellte. Er wollte unbedingt, dass ich Statine gegen die hohen Werte einnehme. Dieser Arzt war der Meinung, ich setze mich einer lebensgefährlichen Situation aus, indem ich soviel Fett und so wenig Kohlenhydrate esse. Mir war sofort klar, ich würde keine Statine schlucken. Ich hatte innerhalb von drei Wochen mehr über Ernährung gelesen, als Ärzte in den sechs Jahren ihres Studiums lernen. Nach den Informationen, die ich hatte, wusste ich, dass die Leber selbst 80 Prozent des Bausteins für das Cholesterin herstellt, welches der Körper benötigt. Die restlichen 20 Prozent werden über das Essen reguliert. Außerdem fühlte ich mich zum ersten Mal seit Jahren richtig wohl, das alleine zählte.

Nun sitze ich hier, mit dem Beweis in der Hand. Der Arzt hatte unrecht. Meine Cholesterinwerte sind heute völlig normal, ohne dass ich irgendeine Medizin eingenommen hatte und mir geht es richtig gut. Was wäre wohl passiert, wenn ich begonnen hätte, Statine einzunehmen? Hätte ich Typ-1-Diabetes entwickelt und meine Bauchspeicheldrüse völlig ausgeschaltet?

Warum wollten die Ärzte mein Cholesterin mit Medikamenten senken? Aus dem einfachen Grund, weil das alle Ärzte so machen. Ich erinnere mich, dass ich den Arzt fragte, ob er sich an Studien halte, die den Nutzen der Statine belegen. Warum sollte es gut sein, Statine zu sich zu nehmen, um den Cholesterinspiegel zu senken? Er wurde sehr wütend und meinte, ich solle nicht kommen und ihm etwas beibringen. Schließ-lich gäbe es viele Studien, die seine Meinung bestätigen würden. Meine nächste Frage, ob er mir vielleicht eine Studie zeigen könnte, die seine Meinung belegte, empfand der Arzt als Beleidigung. In diesem Moment hätte er wohl selbst eine blutdrucksenkende Medizin – plus Statin – benötigt.

Falls Sie jemals in eine ähnliche Situation geraten, wäre es von großem Vorteil, so belesen zu sein, um die gefährlichen Empfehlungen des Gesundheitssystems zu hinterfragen.

Die Götter unserer Zeit – die Ärzte – sind auch nur Menschen mit Fehlern und Mängeln. Sie arbeiten in einem System, welches viel Zeit für Veränderungen braucht. Und Prestigedenken verzögert den Verände-rungsprozess. Wir befinden uns inmitten eines Paradigmawechsels in Bezug auf Ernährung und Gesundheit. Die Zukunft wird spannend und dadurch, dass Sie dieses Buch lesen, arbeiten Sie an der Veränderung mit.

Jennys Informationsbox
über Cholesterin

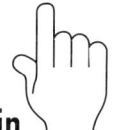

Cholesterin ist ein körpereigener fetthaltiger Stoff, den unser Körper selbst in hohem Maße herstellt.

Cholesterin ist ein wichtiger Teil der Zellmembran, die als Hülle für die Zelle fungiert, und ebenso ein wichtiger Bestandteil für viele unserer Hormone.

Cholesterin schützt uns auch vor Infektionen. Leber und Herz bestehen aus dicht aufeinandergeschichteten Membranen, weshalb sie große Mengen an Cholesterin enthalten.

Wenn Sie cholesterinreiche Mahlzeiten essen, stellt der Körper selbst weniger Cholesterin her. Und umgekehrt ist es genau so. Man kann also durch die Ernährung den Cholesteringehalt kaum beeinflussen. Somit haben Sie alle Freiheiten der Welt mit der Zusammenstellung Ihrer Ernährung.

Wie viel Cholesterin Sie im Blut haben, wird zu großen Teilen von dem Hormon Insulin gesteuert. Insulin stimuliert die Zellen, Cholesterin mit Hilfe eines Enzyms herzustellen, welches die benötigten Mengen reguliert. Ein hoher Insulinwert signalisiert, dass sich viel Nahrung im Körper befindet und somit Cholesterin benötigt wird. Die Enzyme werden vermehrt gebildet. Das bedeutet, dass durch den hohen Insulinspiegel das Enzym zur Bildung von Cholesterin aktiviert wird und Cholesterin, welches wir gar nicht benötigen, gebildet wird. Ein hohes Insulinniveau sollte nicht mit großen Mengen an Cholesterin kombiniert werden, denn dadurch bleibt der Cholesteringehalt im Blut hoch.

Eine kohlenhydratarme Ernährung hilft dem Körper, eine Balance beim Bilden von Cholesterin zu finden, somit sinkt der Cholesteringehalt im Blut.

Es ist üblich, das Cholesterin in LDL – das Schlechte – und HDL – das Gute – aufzuteilen. Jedoch ist das kein Cholesterin, sondern es sind Boten des Cholesterins, die die Namen LDL und HDL bekommen haben.

LDL schickt das Cholesterin aus der Leber ins Blut und HDL schickt das überflüssige Cholesterin zurück in die Leber. Daher kommen die Namen „Das Schlechte" und „Das Gute".

LDL kann in zwei Formen vorliegen. Zum einen als ein fluffiger Partikel, der nur schwer oxidiert und sich deswegen nur schlecht in den Gefäßen festsetzt, zum anderen als fester Partikel, der leichter oxidiert und sich besser in den Gefäßen festsetzen kann. Das bedeutet für Sie, wenn dieser Wert hoch ist, dass es sich nicht zwingend um die festen Partikel handeln muss. Die fluffige Variante erfüllt nur ihre Funktion und lenkt das Cholesterin dorthin, wo es sein soll und ist somit ein Antioxidans, das uns vor Infektionen schützt.

Im Gesundheitssystem bestimmt man heute oft – fälschlicherweise – einen Gesamtcholesterinwert, der das LDL und das HDL beinhaltet. Hat man einen Wert über 5, heißt es, es liege ein Risiko vor. Es ist jedoch nicht gefährlich, einen hohen Cholesterinwert zu haben, solange die Relation zwischen LDL und HDL stimmt. Der LDL-Wert sollte weniger als dreimal so hoch sein wie der HDL-Wert.

Um eine bessere Aussage zu erzielen, sollte jeder Wert für sich betrachtet werden. Ebenso wichtig sind die Zusammensetzungen. Der Wert der Triglyzeride, der misst, wie viel Blutfett wir haben, ist eher relevant. Ein niedriger Wert bedeutet, dass Ihr Cholesterin in Ordnung ist, auch wenn Sie mit Ihrem Cholesterinwert über 5 liegen.

Mit einem niedrigen Triglyceridewert und einem niedrigen Insulinspiegel können Sie sicher sein, dass Ihr Cholesterin ungefährlich ist. Cholesterin ist ein Risikofaktor für Herz-Kreislauferkrankungen, jedoch muss es längst nicht die Ursache sein.

Was ist Diabetes?

Bei Typ-2-Diabetes ist die Fähigkeit, Insulin zu produzieren, nicht ganz ausgeschaltet. Jedoch reicht die produzierte Menge nicht mehr aus, um den Bedarf zu decken. Oft ist die Empfindlichkeit der Zellen für Insulin herabgesetzt und sie funktionieren deshalb nicht mehr richtig. Man ist insulinresistent. Das bedeutet, dass zu viel Zucker von der Leber ins Blut geleitet wird und dass dieser Zucker im Blut weder von den Muskelzellen noch vom Fettgewebe aufgenommen werden kann.

Typ-1-Diabetes wurde früher Kinderdiabetes genannt. Diese Krankheit macht nur ungefähr 10 Prozent aller Diabetesdiagnosen aus und betrifft vor allem Kinder und Jugendliche. Oft handelt es sich um junge, normalgewichtige Personen, die akut erkranken. Diese Diabetesform kann direkt nach der Geburt ausbrechen, sie kann jedoch auch Erwachsene und Senioren betreffen. Früher wurde ein zeitig einsetzender Typ-1-Diabetes bei Kindern im Alter von 1 bis 8 Jahren selten diagnostiziert. Dies wurde sowohl in Schweden als auch in den arabischen Ländern beobachtet.

Die meisten von Ihnen haben sicherlich von Insulin gehört, wissen aber vielleicht nicht, warum es so wichtig für unseren Körper ist. Wir wissen, dass ein Diabetiker es benötigt. Doch auch Diabetiker verstehen manchmal nicht richtig, welche große Bedeutung Insulin für die Körperfunktionen hat. Die meisten wissen nur, dass es für einen Teil unserer Gesundheit zuständig ist.

Also, was ist Insulin? Insulin wird in unserer Bauchspeicheldrüse hergestellt. Die meisten Menschen haben kein Problem mit der Insulinproduktion. Bei Diabetikern produziert die Bauchspeicheldrüse zu wenig oder gar kein Insulin mehr.

Warum aber ist das ein Problem? Insulin ist lebenswichtig, weil es die Zellen unseres Körpers füttert. Jede Zelle in unserem Körper muss „essen", um zu überleben. Jede Zelle „isst" Glukose (Blutzucker). Wie gelangt der Zucker aus unserer Ernährung in unsere Zellen zur Energieversorgung? Wenn wir anfangen zu essen, steigt der Zuckergehalt in unserem Blut und der Kreislauf transportiert das Blut in unsere Zellen, um sie zu ernähren. Jedoch ist jede Zelle „verschlossen" und die einzige Möglichkeit, in die Zelle zu gelangen, bietet das Insulin, indem es die Türen zu allen Zellen „aufschließt". Wenn das Insulin die Zellen „aufschließt", verlässt die Glukose die Blutbahn und gelangt in die Zellen, um sie zu ernähren. Produzieren wir zu wenig Insulin, verbleibt die Glukose in der Blutbahn und somit sinkt das Vermögen, die Zellen zu ernähren. Dadurch haben Diabetiker einen hohen Blutzuckerspiegel.

Der Zucker aus unserer Ernährung verbleibt also im Blut, statt die Zellen zu ernähren. Wird das fortgesetzt, können die Zellen durch das Insulin irgendwann nicht mehr aufgeschlossen werden und verhungern eventuell. Aus diesem Grund fühlen sich einige Diabetiker hungrig, obwohl sie gerade gegessen haben. Ihre Zellen signalisieren dem Gehirn ununterbrochen, dass sie hungrig sind, denn die Zellen haben keine Nahrung bekommen. Wenn der Zucker so konzentriert im Blut ist, möchte der Körper eine Verdünnung. Dadurch wird man sehr durstig. Diese erhöhte Zufuhr an Flüssigkeit bewirkt, dass Diabetiker oft zur Toilette gehen müssen.

Die gewöhnlichsten und ersten Anzeichen für einen Diabetiker sind: Hunger, Durst und große Urinmengen. Das sind die Symptome, wenn zu wenig Insulin produziert wird, um die Zellen „aufzuschließen", damit sie mit Nahrung versorgt werden können.

Jedem sollte nun klar sein, wie verheerend es ist, wenn bei einem hohen Blutzucker auch noch Kohlenhydrate durch die Ernährung zugeführt werden. Lässt man die Kohlenhydrate weg, verringert sich der Blutzuckergehalt im Blut. Die Bauchspeicheldrüse kann sich erholen und wieder beginnen, Insulin zu produzieren. Es ist doch leicht zu verstehen, dass die Bauchspeicheldrüse bei einem hohen Gehalt an Glukose im Blut sehr hart arbeiten muss, um genügend Insulin zu produzieren. Dieses Insulin, das so wichtig ist, um die Zellen „aufzuschließen", damit die Zellnahrung einströmen kann. Je mehr Zucker, desto höher ist das Risiko, dass die Bauchspeicheldrüse überanstrengt wird. Die meisten von uns verstehen diesen Zusammenhang, nur die Verantwortlichen im Gesundheitswesen nicht.

Ich glaube fest, dass durch die zu hohen Blutzuckerwerte der Grundstein für viele Krankheiten gelegt wird, nicht nur für Diabetes.

Die Therapie im Gesundheitswesen zielt darauf, den Blutzucker durch Tabletten zu senken. Ist das Ergebnis nicht zufriedenstellend, wird Insulin gespritzt. So einfach ist das für die Mediziner.

Es ist sehr wichtig, darauf hinzuweisen, dass die Wissenschaft eine leicht verderbliche Ware ist und die oben stehenden Informationen über Diabetes dem heutigen Stand der Wissenschaft entsprechen. Ich denke, dass wir uns in Zukunft wundern werden, wie wenig Wissen wir eigentlich hatten.

Können wir dem Gesundheitssystem vertrauen?

Ich wünsche mir wirklich, ich könnte diese Frage beantworten. Heute ist mir klar, wie naiv ich noch vor zwei Jahren war. Ich wusste gar nichts über Ernährung, Gesundheit und Krankheiten, die mit dem Cholesterin zusammenhängen. Wie viele andere Menschen glaubte ich jedoch, alles zu wissen. Ein halbes Jahr bevor mein Diabetes richtig ausbrach, starb meine Mutter an den Folgen der durch ihren Diabetes verursachten Herzerkrankung. Noch im Jahre 2008 stellte ich mit keinem Gedanken die Therapie der Ärzte infrage. Meine Mutter hingegen hatte die ganze Zeit das Gefühl, dass etwas falsch läuft. Sie konnte leider nicht sagen, inwiefern, doch sie äußerte in unseren Gesprächen häufig diese Bedenken.

Ich erkrankte an Diabetes, als meine Bauchspeicheldrüse nicht mehr genügend Insulin herstellen konnte, um meine Zellen für die Nahrungsaufnahme zu öffnen. Der Zuckerspiegel in meinem Blut war viel zu hoch. Die Ärzte rieten mir, viele Ballaststoffe und Stärke zu essen, also viele Kohlenhydrate. Das machte mich noch kränker. Vor tierischen Fetten wurde ich allerdings gewarnt. Butter, Sahne, Kokosfett und vieles mehr sollte aus meiner Ernährung gestrichen werden.

Doch mehr gesättigte Fettsäuren und weniger Kohlenhydrate hätten die Last von meiner Bauchspeicheldrüse genommen. Sie hätte weniger Insulin herstellen müssen und sich erholen können. In der Folge wäre genug Insulin da gewesen, um die Zellen aufzuschließen und mich mit Energie zu versorgen.

Meine Mutter wusste nichts von diesen Zusammenhängen. Sie glaubte trotz ihres kritischen Gefühls an die Ärzte und an das Gesundheitssystem. Sie tat alles, was ihr gesagt wurde und wurde immer kränker. Die Krankheit verlief sozusagen „nach Plan". Ihr ging es immer schlechter mit dieser „unheilbaren" Erkrankung.

Bereits um 1920, lange Zeit bevor das Insulin auf den Markt kam, wusste man, dass die „Zuckerkranken" Zucker meiden, dafür jedoch mehr Eiweiß und Fett essen sollten. Als das Insulin auf den Markt kam, dachte keiner über die Nebenwirkungen nach. Ab sofort wurde Diabetikern nicht mehr der Rat gegeben, sich zuckerarm zu ernähren. Schließlich war es einfacher, Insulin zu spritzen, als ein Leben lang Diät zu essen. Bis jetzt haben wir kaum etwas dazu gelernt. Heute sollen wir nach dem Tellermodell essen, das heißt 60 Prozent Kohlenhydrate.

Das staatliche Lebensmittelwerk unterstützt diese Ratschläge. Ich frage mich ernsthaft, ob das Lebensmittelwerk wirklich um unsere Gesundheit besorgt ist. Ob es bereit ist, Verantwortung zu übernehmen. Das Lebensmittelwerk untersteht dem Landwirtschaftministerium, welches wiederum für die Lebensmittelindustrie verantwortlich ist. Und genau diese Lebensmittelindustrie produziert den meisten Zucker, den wir essen und verbrauchen.

Wer hat die Verantwortung für unsere Gesundheit? Das staatliche Gesundheitssystem, das für Gesetze verantwortlich ist? Es wäre doch besser, wenn Wissenschaft und Erfahrungen zählten. Im bestehenden System wurden die Erfahrungen gemacht, dass es den Diabetikern im Laufe der Erkrankung immer schlechter geht. Ist das der Grund, eine permanente Verschlechterung als natürlichen Verlauf zu betrachten?

Adipositas-Explosion

Dass es in der westlichen Welt mehr und mehr adipöse Menschen gibt, ist bekannt. Doch jetzt breitet sich diese Entwicklung auch in den sogenannten Entwicklungsländern aus. Sogar in China und Taiwan werden die Menschen immer dicker. Welche Erklärung gibt es dafür? Man rät den Menschen, mehr Ballaststoffe, Stärke- und Lightprodukte zu essen, je dicker sie werden! Das ist des Rätsels Lösung.

Wenn Sie glauben, dass die Ballaststoffe im Brot (zwischen 60 und 80 Gramm Kohlenhydrate pro 100 Gramm) oder Roggennudeln (zwischen 60 und 70 Gramm Kohlenhydrate pro 100 Gramm) Ihnen helfen abzunehmen, dann sind Sie vollständig auf dem Holzweg. Jeder Schweinehirte weiß, dass Schweine von Kartoffeln fett werden und jeder Sumoringer weiß, dass er von großen Mengen Reis und Brot fett wird.

Warum ist das so? Kann alles, was wir seit 50 Jahren glauben, falsch sein? Kann es falsch sein, dass wir von Fett fett werden und zuviel Protein auch schlecht ist? Genau so ist es! Wie kann es sein, dass so viele Menschen so lange Zeit darauf reingefallen sind? Ich glaube, wir folgen gerne der Masse. Wir wollen keine Außenseiter sein, so einfach ist das. Aber hat die Mehrheit immer recht?

Bekommt der Körper ständig viel Stärkeprodukte und Getreide wie Hafer, Roggen und Weizen, so glaubt er, in schlechten Zeiten zu leben. Früher, als der Mensch noch Sammler und Jäger war, musste er sich in schlechten Zeiten mit Pflanzen und Wurzeln begnügen. Um zu überleben, ging der Körper in einen Sparmodus über. Das bedeutete, Körperfett wurde gespart und stattdessen Muskelmasse verbrannt. Falls die Zeiten noch schlechter wurden, waren dann immer noch Reserven da. Alles war auf das Überleben ausgerichtet, und das ist auch heute noch so.

In guten Zeiten, wenn viel Fleisch, Eier und Protein zur Verfügung standen, konnte es sich der Körper leisten, an die wichtigen Reserven zu gehen, da er sie ja wieder mit Fett und Protein auffüllen konnte. Dieses System hat über einen langen Zeitraum gut funktioniert. Und paradoxerweise waren die Menschen in dieser Zeit schmal und bauten Muskeln auf, statt sie als Energiequelle zu nutzen.

Klingt das logisch? Natürlich kann man auch abnehmen, indem man Ballaststoffe, Stärke und Zucker isst. Doch dabei muss man sich quälen. Das ist der Grund für den Jo-Jo-Effekt. Hat man es geschafft, mehrere Kilos abzunehmen und kehrt zu seinen früheren Gewohnheiten zurück, so nimmt man schnell wieder zu. In den meisten Fällen mehr, als man vorher gewogen hat. Ein Teufelskreis.

Es gibt einige Menschen mit Stoffwechselstörungen, für die Abnehmen fast unmöglich ist. Ihre einzige Chance ist die Gewichtsregulation mit natürlicher Ernährung. Alle, die eine natürliche Ernährung ausprobiert haben, wissen, dass man damit abnehmen kann. Und wir dürfen uns sogar jeden Tag satt essen. Ich habe acht Kilo abgenommen und mein Gewicht hat sich bei 81 Kilo bei einer Größe von 181 cm eingependelt. Viele in meinem Bekanntenkreis haben ihre Gesundheit zurückgewonnen, und das Abnehmen war nur eine Zugabe.

Heutzutage wissen wir, dass Fettsucht, besonders im Bauchbereich, sehr gesundheitsgefährdend ist und der Anfang vieler entzündlicher Erkrankungen sein kann. Der Überschuss an Glukose wird in Form von Fett abgelagert. Dieser Überschuss kann Brennstoff für Krebs, Diabetes, Herzerkrankungen, Leberbeschwerden, Arthrose und andere Krankheiten sein.

Viele, die in die Falle des Jo-Jo-Effekts gerieten, können berichten, wie positiv der Körper auf natürliche Nahrung reagiert. Es kann allerdings einige Zeit dauern, bis der Körper merkt, dass er nun immer ausreichend Nahrung bekommt.

Jennys Informationsbox
über Adipositas

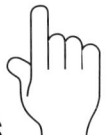

Wir sind alle unterschiedlich, und jeder reagiert anders auf Kohlenhydrate. Ein Teil von uns verträgt sie sehr gut und kann das ganze Leben eine große Menge davon essen, ohne Probleme zu bekommen. Leider ist es für eine große Gruppe von uns genau umgekehrt. Für alle, die schnell zunehmen, ist die Grenze der Kohlenhydrate sehr niedrig. Ein Überangebot an stärkehaltigen Lebensmitteln und Zucker macht sie dick, fett und krank.

Wenn wir Kohlenhydrate essen, steigt der Blutzucker an. Dann hat die Bauchspeicheldrüse die Aufgabe, Insulin zu bilden. Das ist das einzige Hormon, welches in der Lage ist, den Blutzuckerspiegel zu senken. Es sorgt dafür, dass nicht zu viel Energie in Form von Glukose im Blut zirkuliert und es hat die Aufgabe, die Zellen zu öffnen, um Glukose aufzunehmen und in Energie umzuwandeln.
Insulin ist jedoch auch das Hormon, welches am meisten für Fetteinlagerungen sorgt. Wenn wir also viele stärkehaltige Produkte und Zucker essen, werden wir alle übergewichtig.

Unser Körper kann Glukose nur in seiner Speicherform Glykogen einlagern. In der Leber wird Glykogen gespeichert, um den Körper und das Gehirn mit Glukose zu versorgen. Die Muskulatur speichert Glykogen nur für den Eigenbedarf. Das bedeutet, dass die Glukose, die keinen Speicherplatz findet, in Fett umgewandelt wird und sich in den Fettzellen absetzt, die durch das Insulin geöffnet wurden.

Wenn wir zu allen Mahlzeiten viele Kohlenhydrate essen, muss die Bauchspeicheldrüse hart arbeiten, um den Blutzucker zu senken. Ist der Blutzuckerspiegel über einen längeren Zeitraum sehr hoch, wirkt sich das negativ auf die Augen, die Nieren und die Blutgefäße aus. Der permanente Überschuss an Zucker im Körper kann zum metabolischen Syndrom führen, der Krankheit der westlichen Länder.

Auf Dauer kann das System völlig zusammenbrechen, eine Insulinresistenz entwickelt sich und daraus resultiert Typ-2-Diabetes.

Wenn wir unseren Körper auf Dauer stressen, indem wir Berg- und Talbahn mit unserem Blutzucker fahren, wird vermehrt das Hormon Cortisol produziert, das ist das Verteidigungshormon des Körpers. Es tritt immer in Aktion, wenn wir in Gefahr sind. Cortisol fördert allerdings das Wachstum des inneren Bauchfetts. Dieses wiederum begünstigt das metabolische Syndrom.

Wir können also mit einer falschen Ernährung unseren Körper extrem unter Stress setzen, so dass er sich die ganze Zeit verteidigen muss. In der Verteidigung stellt der Körper eine ganze Reihe anderer Funktionen ein, da er ja schließlich Krisenzeiten zu bewältigen hat. Der Stoffwechsel und die Verdauung werden heruntergefahren, um Energie für den Kampf oder die Flucht zu behalten. Bei Dauerstress weiß der Körper nicht, wann die „Krise" vorbei ist.

Kapitel 4

Gesundheitliche Verbesserungen

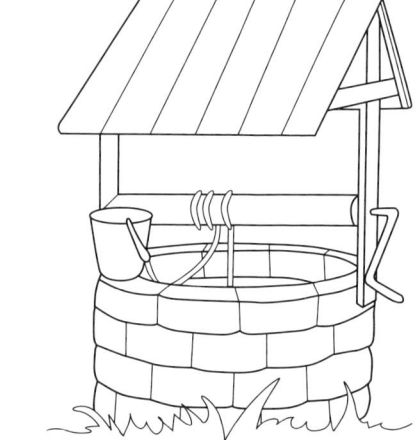

Zum Jungbrunnen

Mein eigener Gesundheitsgewinn

Nun möchte ich meine gesundheitlichen Verbesserungen beschreiben, die ich nur durch meine Ernährungsumstellung gewonnen habe. Manchmal höre ich die Frage, ob es wirklich so einfach sei. Darauf gibt es nur eine Antwort: Ja, genau so einfach ist das.

Geheilt vom Typ-2-Diabetes

Meine Werte lasse ich regelmäßig beim Arzt oder der Diabetesberaterin bestimmen. Nie waren meine Werte besser als jetzt. Ich bin vollkommen gesund und benötige keine Tabletten, nur natürliche Ernährung. Jedoch ist mir voll bewusst, dass ich in Bezug auf Zucker so etwas wie ein nüchterner Alkoholiker bin. Ich würde heute nie mehr auf die Idee kommen, so zu essen wie früher, und ich habe auch keine Sehnsucht danach. Diese Chance, die ich bekommen habe, fühlt sich wie sechs Richtige im Lotto an.

Meine chronischen Schmerzen sind weg

Menschen mit chronischen Schmerzen fühlen sich in einem Teufelskreis gefangen. Nach nichts sehnt man sich mehr als nach etwas Schmerzfreiheit, mal eine Stunde, einen Tag oder eine Nacht. Meine Schmerzen waren nach nur vier Monaten mit der neuen Ernährung ganz und gar verschwunden. Sie waren einfach weg, ohne dass ich mir dessen richtig bewusst war. Ich hatte früher Schmerzen im Nacken, den Schultern und im oberen Rücken.

Eines Tages war ich schmerzfrei, ein Geschenk des Himmels. Ein weiterer Effekt dieser Schmerzfreiheit war, dass ich besser schlafen konnte, nachdem ich viele Jahre unter schlechtem Schlaf gelitten hatte, meinen schlechten Schlaf aber nie mit meinen chronischen Schmerzen in Verbindung gebracht hatte, und ich verstand auch nicht, dass das alles mit zu viel Zucker zusammenhängen könnte. Da ging es mir so wie meinen Ärzten, sie verstanden diese Zusammenhänge ebenso wenig.

Meine Knochenschmerzen sind verschwunden

Knochenschmerzen und eine schlechte Durchblutung hatte ich seit meiner Kindheit. Ich dachte, dies hätte ich von meinen Eltern geerbt. Unter kalten Händen und Füßen zu leiden, war normal für mich. Manchmal hatte ich Schmerzen in den Fingern und Zehen, wenn ich sie bewegte. Das war beschwerlich, doch da meine Mutter unter den gleichen Beschwerden litt, nahm ich es als normal hin. Heute sind mir Knochenschmerzen fremd geworden. Ich habe nur noch manchmal etwas kalte Hände und Füße. Wenn ich mich nicht an meine Ernährung halte und etwas mehr Zucker esse, bekomme ich sofort die Quittung dafür: Meine Finger beginnen leicht zu schmerzen und zu knirschen, das ist dann wie ein Alarmzeichen.

Die Herz- und Gefäßbeschwerden sind verschwunden

Mein Vater hatte mehrere Herzinfarkte und musste deswegen Tabletten einnehmen. Mit viel Glück lebte er einige Jahre mit seinen Beschwerden. Ich glaubte, unter den gleichen Beschwerden zu leiden. Viele Jahre lang spürte ich Krämpfe und Schmerzen in der Herzgegend. Mir war klar, ich habe die Herzprobleme von meinem Vater geerbt. Doch auch das erwies sich als falsch.

Verbesserte Sehkraft

Als ich meine Diabetesdiagnose bekam, hatte ich für die Fern- und für die Nahsicht je eine Brille. Die Stärke war nicht so groß, minus zwei Dioptrien. Doch ich benötigte beide Brillen, um nah und fern richtig sehen zu können. Heute trage ich keine Brillen mehr. Warum nicht? Ganz einfach: Ich brauche sie nicht mehr. Ich sehe wirklich gut, sowohl nah als auch fern. Bestimmt nicht so gut wie im Alter von 20 Jahren, doch gut genug, um alle Arbeiten ohne Sehhilfe verrichten zu können. Wie hängt das zusammen? Sprechen wir hier vielleicht von einer Wundermedizin? Nein, selbstverständlich nicht, sondern von einer natürlichen Reaktion. Die Entzündungen, die im Körper durch das zu hohe Glukoseniveau entstehen können, greifen gerne die Augen der Diabetiker an. Es gibt einen Zusammenhang zwischen Kurzsichtigkeit und der westlichen, kohlenhydratreichen Ernährung.

Eine Studie bei den Eskimos im Jahr 1969 zeigte bei der Gruppe der über 40-jährigen eine Kurzsichtigkeit von 1,5 Prozent. Bei der Gruppe der unter 40-jährigen jedoch waren über 50 Prozent kurzsichtig. Die westliche Kost, mit einem hohen Gehalt an Kohlenhydraten, hatte erst in den Jahren nach 1960 und 1970 Einzug gehalten.

Als ich zur LCHF-Ernährung wechselte, dauerte es nur zwei Wochen, bis ich keine Brillen mehr benötigte, plötzlich sah ich ohne sie viel besser.

Mehr Volumen in der Stimme

Das ist ein etwas merkwürdiger Effekt, den ich mit der neuen Ernährung erfuhr. Ich singe und musiziere fast schon mein ganzes Leben lang. Daher weiß ich ziemlich genau, welche Töne ich, sowohl bei den hohen als auch bei den tiefen, singen kann. Der Tonumfang hat sich sehr verändert. Ich kann jetzt mehr hohe und auch mehr tiefe Töne singen, das finde ich sensationell. Wer bekommt schon mit 57 Jahren eine bessere Singstimme?

Akne und Pickel sind verschwunden – die Haut hat sich verbessert

Früher hatte ich ein Problem mit unreiner Haut, doch nun sind Akne und Pickel fast völlig verschwunden. Meine Lebensgefährtin ist allerdings etwas traurig, nun kann sie nicht mehr nach Pickeln suchen, um diese auszudrücken. Die Falten sind auch weniger geworden und meine Haut ist weicher als früher. Das ist offensichtlich, und ich bekomme häufiger nette Kommentare zu hören.

Wenige bis gar keine Toilettenbesuche in der Nacht

Alle wissen, dass Diabetiker häufig Wasser lassen müssen und das in den unmöglichsten Momenten. Haben Sie schon mal auf der Autobahn gestanden und Wasser lassen müssen? Nein, ich scherze nicht. Das ist mir schon passiert. Es war lebensgefährlich, das Auto auf der Autobahn zu verlassen, sowohl für mich als auch für andere, aber ich hätte sonst in mein Auto gepinkelt. Aber was tut man nicht alles, wenn man so eine furchtbare Not hat. Es war auch völlig normal, dass ich früher häufig nachts auf die Toilette musste. Zum Glück ist das heute die absolute Ausnahme geworden.

Keine Löcher mehr in den Zähnen und der Zahnstein ist völlig weg

Als ich zur Kontrolle zum Zahnarzt ging, sagte dieser, dass ich seine Arbeit schon erledigt hätte. Es war kein Zahnstein vorhanden. Außerdem ging es meinen Zähnen hervorragend. Sie waren auch schön weiß geworden, ohne Bleichmittel. Karies fand er ebenso nicht.

Der Zahnarzt hatte früher einmal einen Zahn neben meinen Frontzähnen behandelt. Die Farbe hatte er meiner damaligen Zahnfarbe angepasst. Heute sieht man, dass die Füllung gelbstichig aussieht, denn meine Zähne sind heller geworden. Einen besseren Beweis gibt es nicht. Das ist auch ein Zeichen dafür, dass keine Infektionen mehr in meinem Körper sind.

Die Prostatabeschwerden sind verschwunden

Schon im Alter von 20 Jahren bekam ich Prostatabeschwerden, die einen Arztbesuch nötigt machten. Das war kein wirklich schönes Erlebnis. In den folgenden Jahren waren die Beschwerden mal mehr und mal weniger ausgeprägt.

Mit meinem Wechsel zur natürlichen Ernährung verschwanden die Probleme fast augenblicklich. Wie viele Plagen hätte ich mir sparen können, wenn mir die Auswirkungen einer gesunden Ernährung früher bekannt gewesen wären.

Acht Kilo weniger und mehr Muskeln

Meine Abnahme habe ich absichtlich an das Ende meiner Aufzählung gesetzt. Die gesunde Ernährung stellt einen Lebensstil dar, keine Reduktionskost, bei der es nur um weniger Kilos geht. Dass man Fettmasse abnimmt und mehr Muskelmasse aufbaut, ist eher als Bonus zu betrachten. Ich war nie in meinem Leben übergewichtig, daher war für mich die Abnahme nie so wichtig wie vielleicht für manch anderen.

„Verjüngt" durch die Veränderung des Lebensstils

Fast alle meine gesundheitlichen Verbesserungen beruhen darauf, dass ich das Gegenteil von dem getan habe, was empfohlen wurde und wird. Ich denke an Typ-2-Diabetes, Knochenschmerzen, chronische Schmerzen, Herz- und Gefäßprobleme, Prostatabeschwerden, verminderte Sehkraft, schlechte Haut und andere Gebrechen. Dieses fantastische Erlebnis, sich gesund zu fühlen, kann man nicht hoch genug bewerten. Hatte ich mich doch schon damit abgefunden, meine Gebrechen aufgrund meines Alters als normal anzusehen. Jetzt, wo ich meinen Lebensstil verändert habe, sind alle Krankheiten und Gebrechen verschwunden. Wie ist das möglich? Hat die Ernährung eine Bedeutung für altersbedingte Krankheiten?

Dass die Haut weicher und weniger faltig geworden ist, ist wundervoll, sowohl für meine Lebensgefährtin als auch für mich. Ich finde, man merkt das besonders bei ihr. Es kann aber auch daran liegen, dass ich ihr viel Aufmerksamkeit schenke. Aber auch in meinem Bekanntenkreis sagen viele, dass meine Lebensgefährtin eine so schöne Haut bekommen habe. Bei mir selbst fällt mir am meisten auf, dass meine Pickel und die Akne verschwunden sind. Früher hatte ich häufig Ausschlag, sowohl im Gesicht als auch am Körper, doch dieser ist einfach weg.

Das Ekzem meiner Lebensgefährtin ist ebenso fast vollständig verschwunden. Seit sie ein kleines Kind war, hatte sie mit aufgeplatzter Haut zu kämpfen, insbesondere an den Händen, was für sie sehr beschwerlich war. Dass diese Beschwerden im höheren Alter einfach durch eine Veränderung der Ernährung verschwunden sind, ist unglaublich schön. Die Haut hat sich geglättet und die Falten sind weniger geworden. Ich kann mir vorstellen, dass dies für viele Frauen entscheidend ist. Es ist einfach ein Fakt.

Meine Erklärung als Laie ist, dass der Mangel an gesättigten Fettsäuren für die Falten verantwortlich ist. Frauen cremen sich gerne häufig ein, um die Haut zart und geschmeidig zu erhalten. Diese Cremes sind meistens sehr fetthaltig, wirken allerdings immer nur kurzfristig, da sie ja auf die Haut aufgetragen werden. Wenn man hochwertige Fette isst, werden die Membranen der Hautzellen mit den richtigen Bausteinen versorgt und funktionieren somit besser. Fett trägt zu den positiven und bleibenden Veränderungen der Haut bei. Dass Zucker/Kohlenhydrate eine Quelle für Infektionen sind, wissen wir bereits, und das kann sich auch auf die Haut auswirken.

Beschwerden und Krankheiten wie Prostataprobleme, Schmerzen und Knochenbeschwerden werden normalerweise immer an die Veränderungen im Alter gekoppelt. Ärzte und andere Gruppen im Gesundheitssystem suchen weniger nach den Ursachen, sondern verschreiben schnell ein paar Schmerztabletten. Ein zu hohes Blutzuckerniveau kann für kleinste Wunden in den Blutgefäßen Brennstoff sein. Dadurch kann es zu Veränderungen in den venösen und arteriellen Blutgefäßen kommen. Es sind also nicht die Fette, die Schäden und Verengungen in unseren Gefäßen und in unserem Herzen hervorrufen. Denken Sie mal, wie einfach doch die Lösung ist: Indem Sie gesättigte Fettsäuren essen, fehlt dem Körper der Brennstoff für Infektionsherde und stattdessen werden unsere Blutgefäße so gut eingefettet, dass das Blut ungehindert zirkulieren kann. Genau so habe ich es erlebt, denn das ist in meinem Körper passiert.

In der Sprache der Rohrreiniger kann man es so ausdrücken: Man reinigt die Rohre, der Durchfluss funktioniert und somit auch die gesamte Zirkulation. Manchmal muss man die Kapazität einer Pumpe erhöhen oder sie gegen eine kräftigere austauschen. Aber ein Herz auszutauschen ist sehr schwer. Daher ist es besser zu reinigen, also Prävention zu betreiben. Die Prostatabeschwerden waren als Erstes mit meiner neuen Ernährung verschwunden. Dadurch hatte ich weniger Beschwerden beim Urinieren. Nur wenig Wasser lassen zu können, auch wenn man das Gefühl hat, dass die Blase voll ist, ist ein Problem für viele Männer. Da es außerdem mit Schmerzen verbunden ist, leiden viele beim Toilettengang. Die durch die Prostata führende Harnröhre wird durch die vergrößerte Prostata zusammengedrückt. Dadurch hat man nur einen sehr dünnen Urinstrahl. Im Gegensatz zu früher habe ich jetzt wieder einen kräftigen Harnstrahl und empfinde kein Unbehagen mehr beim Wasserlassen.Die Prostatabeschwerden werden mit dem zunehmenden Alter in Zusammenhang gebracht und fast jeder akzeptiert das. Ich weiß jetzt definitiv: Das Alter hat nichts mit Beschwerden zu tun. Denken Sie mal darüber nach, was wir in unseren jungen Jahren an Zucker und Stärke konsumiert haben. Wir haben unserem Körper permanent Brennstoff für Entzündungsherde gegeben. Kohlenhydrate sind in so vielen Lebensmitteln enthalten, ohne dass wir es wissen. Der Fehler scheint wirklich in unserer Ernährung zu liegen. Oder wie sehen Sie das?

Ich habe im Internet gegoogelt und es gibt Studien, die genau in diese Richtung weisen. Es ist wirklich großartig, solch ein Medium zu haben, man googelt nach einem Begriff und bekommt tausend Treffer. Das ist wie eine gigantische Gruppenarbeit. Das Problem ist, dass es immer zwei Seiten einer Medaille gibt. Es gibt Antworten, die ihre Theorie unterstützen und Antworten, die sie widerlegen. Da kann man leicht mogeln, es hängt davon ab, welche Antwort Sie haben wollen und wie die Fragestellung ist. Aber darauf lege ich nicht länger viel Wert. Für mich sind meine eigenen Erfahrungen viel wichtiger, sie sind für mich ausschlaggebend. Sie können in zahlreichen Blogs nachlesen, welche gesundheitlichen Verbesserungen Menschen mit einer natürlichen Ernährung erreicht haben. Ich möchte gerne den Dschungel der verschiedenen Ansichten über Ernährung für Sie begehbar machen.

Schmerzen und Knochenbeschwerden befallen fast alle Menschen, wenn sie älter werden. Das Wichtigste ist, diese Schmerzen loszuwerden, deshalb gehen wir zum Arzt. In den meisten Fällen erhalten wir ein Rezept für Schmerzmedikamente und den Rat, Gymnastik zu machen. Kaum einmal wird gefragt, was man isst oder welchen Lebensstil man führt. Warum aber werden diese Fragen nie gestellt und warum werden die entstehenden Kosten für Behandlungen nie berücksichtigt?

Ich selbst habe unzählige Besuche beim Arzt, beim Osteopathen, beim Physiotherapeuten hinter mir. Der einzige Rat, der mir mit auf den Weg gegeben wurde, war der, dass ich weniger Fett essen sollte, weil dadurch Herzbeschwerden entstehen könnten. Mir wurde auch empfohlen, mehr Stärke und Ballaststoffe zu essen. Das sind jedoch, zum Himmel noch mal, die falschen Ratschläge. Früher verschrieben die Ärzte Blutegel, um das schlechte Blut aus dem Körper zu saugen. In hundert Jahren ist man vielleicht so weit, sich über die heutigen Theorien zu entrüsten, die von den Ärzten und dem Gesundheitssystem gelehrt werden. Irgendwann wird man entsetzt sein über den Mangel an Wissen über gesunde Ernährung und die Bedeutung in Bezug auf die Gesundheit.

Meine chronischen Schmerzen und speziell meine Knochenschmerzen loszuwerden, dauerte länger, als meine Prostatabeschwerden zu verabschieden. Wahrscheinlich verbesserten sich meine Knochenschmerzen und meine chronischen Schmerzen so schleichend, dass ich dies nicht bewusst wahrnahm. Eines Morgens erwachte ich mit dem Gefühl, dass etwas geschehen war. Etwas Wichtiges hatte sich in meinem Körper verändert, ich wusste nur nicht was. Erst als ich merkte, dass ich meine Arme einfach locker hängen lassen konnte, wurde mir bewusst, was sich verändert hatte: Ich war schmerzfrei. In den letzten Monaten hatte sich auch meine Schlafqualität wesentlich verbessert. Das geschah alles in so kleinen Schritten, dass ich es erst bemerkte, als meine Schmerzen verschwunden waren.

Meine Knochenschmerzen befanden sich hauptsächlich in den Fingern und Zehen und verschlimmerten sich, wenn es draußen kalt war. Diese Schmerzen sind heute weg, doch sie funktionieren als Barometer, wenn ich mit meiner Ernährung in Bezug auf Kohlenhydrate und Fette etwas mogele. Habe ich ein paar Kohlenhydrate zuviel gegessen und zuwenig gute Fette, melden sich sofort kleine Beschwerden in meinen Fingern, wenn ich sie krümme. Dafür bin ich jedoch dankbar, ich betrachte es als eingebautes Alarmsystem in meinem Körper, was mir sofort anzeigt: Du hast zu viele Kohlenhydrate zu dir genommen. Ein riesiger Vorteil der LCHF-Ernährung ist, dass man schnell bestraft wird, wenn man schummelt. Glücklicherweise sind die Nebenwirkungen der Kohlenhydrate nur kurz zu spüren. Sobald ich weniger davon esse, heilt mein Körper von selbst.

Herz- und Gefäßbeschwerden gelten weiterhin als Altersbeschwerden, jedoch sind auch immer mehr jüngere Menschen davon betroffen. Meine Beschwerden sind schon lange verschwunden und meine Werte könnten gar nicht besser sein. Das teilt mir mein Arzt immer mit, wenn ich in regelmäßigen Abständen zur Kontrolle gehe. Jedes Mal erzähle ich, dass ich wesentlich mehr Fett als früher esse, dafür aber die Kohlenhydrate extrem eingeschränkt habe. Meistens treffe ich auf unterschiedliche Ärzte bei meinen Besuchen, abgesehen von meiner Ärztin in Trollhättan, zu der ich größtes Vertrauen habe, was darauf beruht, dass sie mich so sehr bei meiner neuen Ernährung unterstützt hat.

Die meisten Ärzte warnen mich weiterhin vor den gesättigten Fettsäuren und der damit verbundenen Gefahr, das Risiko an Herz- und Gefäßerkrankungen zu erhöhen. Obwohl sie genau sehen, wie viel besser meine Werte geworden sind. Für mich ist das sehr verwirrend, gelinde ausgedrückt. Manchmal habe ich den Eindruck, dass die Ärzte nur Studien trauen, die von der Pharmaindustrie gesponsert wurden. Oder warum werden so viele Statine und Antidiabetika verschrieben? Warum rät keiner zu einer gesunden Ernährung? Es wird ignoriert, dass jemand vor ihnen sitzt, der mit einer Ernährungsumstellung gesund geworden ist.

Ich weiß, dass es für viele schwer ist, mehr Fett zu essen, denn die Angst vor Fett wurde uns jahrelang eingeprägt. Viele unserer modernen metabolischen Krankheiten werden den gesättigten Fettsäuren zugeschrieben. Dass Fett gefährlich ist, ist uns in Fleisch und Blut übergegangen. Bekannte von mir, die Herzbeschwerden haben, wagen es nicht, richtig LCHF zu essen. Sie machen jetzt so eine Art GI-Kost. Es gibt jedoch keine Studie, die beweist, dass wir durch gesättigte Fettsäuren einen Herzinfarkt bekommen, eher ist es umgekehrt. Der Arzt und Forscher Uffe Ravnskov hat mir mit seinen Studien sehr geholfen. Sie beweisen, dass es keinen Zusammenhang von hohen Cholesterinwerten und Herzinfarkten gibt. Auch vertritt die WHO (World Health Organisation/ Weltgesundheitsorganisation) die Ansicht, dass zum Beispiel Butter, die sehr viele gesättigte Fettsäuren enthält, für die Gesundheit ungefährlich sei. Wenn meinen Ärzten klar wäre, wie viel Butter, Sahne und Kokosfett ich in mich hineinstopfe, würde ich wahrscheinlich für unzurechnungsfähig erklärt werden. Meine Überzeugung ist jedoch, dass Fett absolut ungefährlich ist. Somit widerspreche ich ganz bewusst der aktuellen Lehrmeinung.

Wird man gar jünger, wenn man natürliche Ernährung zu sich nimmt? Ich glaube schon! Jedenfalls erlebe ich das gerade. Bessere Augen, bessere Haut, Schmerzfreiheit, bessere Herzfunktion, keine Prostatabeschwerden mehr. Als Bonus dieser Ernährung ist mein Taillenumfang weniger geworden. Und mein Sexualleben hat sich verbessert. Wenn das kein Jungbrunnen ist!

Für mich ist klar, dass ich nie wieder meine frühere Ernährung essen werde. Süßigkeiten, Chips und Limonade sind von meinem Speiseplan gestrichen. Leider macht sich manchmal meine Zuckersucht bemerkbar, sie ist tief in meinem Gehirn verankert. Doch schlechte Kohlenhydrate aus Brot, Nudeln, Flocken und vieles mehr tun mir einfach nicht gut. Deswegen verspüre ich absolut keinen Wunsch, in die alten Zeiten zurückzukehren, denn ich weiß, wie sich das auf meine Gesundheit ausgewirkt hat.

Ein Erklärungsversuch

Dass ich meinen Diabetes besiegt habe, beruht darauf, dass meine Bauchspeicheldrüse wieder normal funktioniert. Sie produziert wieder Insulin in ausreichenden Mengen. Dadurch werden die Türen für die geringe Menge Glukose, die in meinem Blut zirkuliert, geöffnet und Energie wandert in meine Zellen. Sie erhalten nun die richtige Menge Glukose, weil mein Zuckergehalt im Blut dramatisch gesunken ist. Das wiederum ist damit zu begründen, dass meine Verteilung zwischen Kohlenhydraten, Fetten und Proteinen ganz anders als früher ist. Nun esse ich 70 Prozent Fett, 20 Prozent Protein und 10 Prozent Kohlenhydrate. Früher habe ich 80 Prozent Kohlenhydrate und jeweils 10 Prozent Fett und Protein zu mir genommen. Letztere Verteilung scheint allerdings in Schweden und der westlichen Welt normal zu sein. Meine Diagnose ist, dass mein Körper eine Zuckervergiftung hatte. Mein Immunsystem war völlig ohne Gegenwehr allen Attacken in Bezug auf Entzündungen und Infektionen ausgesetzt. Seit ich mit der LCHF-Ernährung begonnen habe, war ich nicht einen einzigen Tag krank. Keine Erkältungen, keine Grippe und auch kein Fieber!

Meine ganzen gesundheitlichen Verbesserungen sind mit der gleichen Logik zu erklären. Mit weniger Zucker im Blut verbessert sich die Immunabwehr und das Immunsystem hat viele Abwehrmöglichkeiten für Infektionen. Deswegen sind keine Beschwerden mehr vorhanden.

Weitere Gesundheitsgewinne

Viele Menschen in meiner Umgebung sind zur natürlichen Ernährung gewechselt. Die meisten erleben eine Gewichtsverminderung, und das erste Fett, das verschwindet, ist das gefährliche Bauchfett. Meistens handelt es sich um Abnahmen um 20 Kilo. Einige essen an den Wochenenden ein paar Kohlenhydrate mehr, dafür sind sie an den Wochentagen sehr strikt. Alle erleben dasselbe: Sie sind frischer, leistungsfähiger und denken nicht ständig daran, was sie noch essen können. Ein Freund von mir hat ganz und gar mit dem Schnarchen aufgehört, zur Freude seiner Frau, die ihn eines Morgens weckte und ihm das freudig mitteilte.

Auch kenne ich viele Menschen, die ihre Magen-Darmprobleme mit LCHF losgeworden sind. Ebenso wie ihre Anfälligkeit für Erkältungen und Entzündungen. Arthrose gehört auch zu den Beschwerden, die sich durch natürliche Ernährung selbst heilt. Ich kenne Menschen, die mithilfe von LCHF ihre Ekzeme und Migräne losgeworden sind.

Falten und Ekzeme, die verschwunden sind

Eine richtig schöne Erfolgsgeschichte habe ich direkt neben mir. Meine Lebensgefährtin quälten viele Jahre Beschwerden durch ein Ekzem, das sich teilweise über den ganzen Körper erstreckte. Besonders an den Händen und Fingern hatte sie Risse und offene Wunden. Außerdem litt sie unter sehr trockener Haut, dadurch sah man ihre Falten besonders gut.

Sie besuchte alle nur erdenklichen Spezialisten ebenso wie Homöopathen und Akupunkteure. Keiner konnte ihr helfen. Um die schlimmsten Beschwerden zu lindern, wurde ihr immer Cortisonsalbe verschrieben. Wenn wir im Urlaub in warme Länder reisten und im salzigen Meer badeten, wurden ihre Wunden an den Händen etwas besser.

Diese Beschwerden hatte sie seit ihrer Kindheit. Auch gehörte sie zu der Gruppe der Jo-Jo-Abnehmer, die es mit Punkte zählen und anderen Sachen versucht hatten. Sie hatte viel Ballaststoffe, Gemüse, Obst und Kohlenhydrate gegessen, jedoch ein Minimum an Fett. Heute weiß ich: Sie hat genau falsch herum gegessen.

Vor zwei Jahren begann meine Lebensgefährtin mit der LCHF-Ernährung. Nicht ganz so konsequent wie ich, doch ihre Beschwerden sind weg. Das Ekzem mit seinen Rissen ist völlig verschwunden, und sie hat eine sehr schöne, weiche Haut bekommen. Ich habe die Verwandlung also live verfolgen können. Für sie selbst ist es etwas schwer, die tollen Verbesserungen zu sehen. Wie alle Frauen cremt sie sich gerne ein, es ist wie ein Ritual. Ich bin jedoch davon überzeugt, dass sie das gar nicht mehr tun müsste. Mit der richtigen Ernährung produziert der Körper selbst genügend Fett, um die Haut schön und glatt zu halten.

Ich denke, dass es der Traum aller Frauen ist, eine schöne und weiche Haut, ohne Falten, zu besitzen. Zumal ja mit LCHF die Chance auch groß ist, abzunehmen. Aber gibt es vielleicht einen Haken? Klingt das nicht zu schön, um wahr zu sein? Nein, es gibt keinen Haken. Alles beruht wirklich nur auf dem geringen Verzehr von Kohlenhydraten, der durch mehr gute gesättigte Fette kompensiert wird. Als Bonus ist meine Lebensgefährtin auch noch ihre Migräne losgeworden, die sie seit dem Teenageralter quälte.

Gleichzeitig zu den positiven Veränderungen bei meiner Lebensgefährtin fielen mir auch Veränderungen an meinem eigenen Körper auf. Früher hatte ich eine Menge kleiner schwarzer Punkte auf der Haut, die als normal beim Älterwerden angesehen wurden. Sie sind völlig verschwunden. Meine Mutter hatte auch ganz viele von diesen Hautveränderungen, diese waren jedoch besorgniserregend. Man konnte zusehen, wie sich diese schwarzen Punkte vermehrten und größer wurden. Viele sagen, dass Diabetes hauptsächlich durch Übergewicht hervorgerufen werde. Das traf nicht auf meine Mutter zu. Sie war ihr ganzes Leben schmal wie ein Brett. Als sie 80 Jahre alt war, wurde bei ihr Diabetes diagnostiziert. Sicherlich hatte sie schon einige Jahre unter Prädiabetes gelitten. So gesehen war auch mein Diabetes untypisch. Ich habe nie an Übergewicht in irgendeiner Form gelitten.

Als ich meine schwarzen Punkte noch hatte, fühlte sich das so an, als würde meine Haut darum vermodern. Und so folgt meine einfache Frage: Warum hat das Wachstum aufgehört und warum sind die Punkte verschwunden? Wenn es Alterserscheinungen auf dem Körper eines 57-Jährigen sind, dann gilt es nicht für mich. Oder ist es eher so, dass Warzen, Punkte und Schrammen nur ein Zeichen dafür sind, dass der Körper vergiftet ist? Ich sehe diese Hautveränderungen als ein deutliches Zeichen dafür, dass wir unsere Ernährung und unseren Lebensstil verändern sollten.

Diese Frage wird immer interessanter, weil ich meinen Lebensstil nur insofern verändert habe, dass ich eine andere Ernährung gewählt habe. Ich bin davon überzeugt, dass die Ernährung den Körper viel mehr beeinflusst, als wir das bis heute annehmen.

Mit mehr gesundem Fett und fast keinen Kohlenhydraten hat sich mein Körper radikal zum Besseren verändert, ebenso meine Haut. Alles was ich früher in Bezug auf Veränderungen und Beschwerden des Körpers mit zunehmendem Alter als normal angesehen habe, musste ich revidieren. Es handelt sich nicht um altersbedingte Veränderungen, sondern vor allem um eine Kohlenhydratvergiftung. Wenn das stimmt, was ich glaube, und vieles spricht dafür, dann müssen das Gesundheitssystem und die Ärzte einsehen, dass unser Körper ganz anders funktioniert, als bisher angenommen. Viele Krankheiten und Beschwerden können somit auf eine einfache Art und Weise, durch eine Ernährungsumstellung, verbessert werden.

Es ist schon komisch, dass ich als Laie die geltenden Ratschläge, Therapien und Behandlungen des modernen Gesundheitssystems infrage stelle. Doch meine Ernährungsumstellung hat mein Leben radikal verändert. Ist es möglich, dass das, was ich vorschlage, so einfach ist, dass der Wald vor lauter Bäumen nicht gesehen wird?

Kapitel 5

Ernährung

Ernährungsformen

Was müssen wir essen, um uns gesund zu fühlen? Was ist für uns eine normale, gesunde Ernährung? Darüber gibt es jede Menge Ansichten, und viele glauben, eine Antwort darauf gefunden zu haben. Ich selbst habe so gut wie nichts ausprobiert, nur die Ernährung, die ich jetzt esse. Ich habe nie gefastet, obwohl viele Menschen sagen, das sei sehr gut für unseren Körper. Einige Vegetarier vertreten die Meinung, dass genau ihre Kostform auf uns Menschen zugeschnitten ist. Die Logik, dass wir immer Jäger waren und somit Fleisch für uns gesünder als Getreide ist, finde ich plausibel. Immerhin waren wir Millionen von Jahren Jäger. Warum soll Getreide plötzlich gesund für uns sein? Ackerbau gibt es erst seit 10.000 Jahren.

Wir finden Argumente für jede Ernährungsform. Ich weiß jedoch: Der Wechsel zum natürlichen Essen hat mich gesund gemacht. Schließlich ist das die einzige Veränderung meines Lebensstils, die stattgefunden hat, und das Resultat ist nicht zu leugnen. Ich habe meinen Diabetes besiegt. Die Folgeerkrankungen von Diabetes erlebte ich bei meiner Mutter und zum Teil bei mir selbst. Auch bin ich heute schmerzfrei, nachdem ich 15 Jahre geplagt wurde. Meine Herz- und Gefäßprobleme sind ebenfalls verschwunden. Wie viel ist das wert? Es fühlt sich an, als sei ich in einen Jungbrunnen gesprungen. Meinen Körper habe ich entgiftet, indem ich keinen Zucker mehr gegessen habe. So haben die Entzündungen keinen Brennstoff mehr bekommen und sind erloschen. Meine gesundheitlichen Gewinne sind vielseitig und überzeugend.

Mir ist völlig klar, dass ich weder die Welt noch das Gesundheitssystem in Schweden ändern kann. Besteht die Möglichkeit, dass ein Arzt dieses Buch liest und daraus die richtigen Schlüsse zieht? Vermutlich nicht, denn das Prestige, das es für diese Berufsgruppe zu verlieren gibt, ist groß.

Vielleicht kann ich Menschen helfen, die auch gerade eine solche Situation erleben, in der ich mich befand: Ständige Erkältungen, Übergewicht, Beschwerden mit der Prostata mit vielen Toilettenbesuchen in der Nacht, Migräne, Gelenkbeschwerden und Schmerzen, Hautprobleme. Sie können sich selbst helfen mit natürlicher Ernährung. Ihr Immunsystem wird sich verbessern, und das ist schon mehr als die halbe Miete. Und alles geschieht auf einem natürlichen Weg, ohne Hilfe von chemischen Pillen.

Das Allerbeste ist natürlich, wenn Sie gesund sind, dann wissen Sie jetzt, wie Sie es bleiben. Ich bin absolut davon überzeugt, dass wir mit einer gesunden Ernährung vielen Krankheiten vorbeugen können, zum Beispiel Krebserkrankungen.

5 Gramm Kohlenhydrate in 100 Gramm Lebensmittel

Was sollen wir essen? Ich kann nur von meinen eigenen Erfahrungen berichten. Da ich an Diabetes erkrankt war und Herzprobleme hatte, wählte ich eine niedrige Grenze für die Menge der Kohlenhydrate in meiner Ernährung: 5 Gramm in 100 Gramm Lebensmittel. Mein Ziel war, meinen Körper so schnell wie möglich von allen entzündlichen Prozessen zu heilen. Zucker ist die Quelle allen Übels, das Immunsystem wird negativ beeinflusst und dadurch die nötigen Abwehrkräfte für viele Krankheiten. Ich nahm zügig ab, was auch für andere schnell zu sehen war. Ansonsten merkte ich, wie ich mich langsam immer besser fühlte und sich die gesundheitlichen Verbesserungen einstellten, die ich schon ausführlich beschrieben habe.

Wenn Sie gesundheitliche Probleme haben, sollten Sie am besten auch nur 5 Gramm Kohlenhydrate pro 100 Gramm Lebensmittel wählen.

10 bis 15 Gramm Kohlenhydrate in 100 Gramm Lebensmittel

Wenn Sie übergewichtig, jedoch gesund sind, reicht es vielleicht, wenn Sie die Grenze der Kohlenhydrate auf 10 bis 15 Gramm pro 100 Gramm Lebensmittel setzen.

Es ist jedoch wichtig, bei der Verminderung von Kohlenhydraten mehr gesättigte Fette als Energieträger zu essen. Gesättigte Fette nehmen Sie in Butter, Sahne, Käse, Kokosfett und vielem mehr zu sich. Die Verteilung zwischen Fett, Protein und Kohlenhydrate sollte wir folgt sein: 70 Prozent Fett, 20 Prozent Protein und 10 Prozent Kohlenhydrate. Das ist natürlich ein sehr großer Unterschied zu den offiziellen Empfehlungen. Die üblichen Ernährungsratschläge empfehlen, 60 bis 80 Prozent der Energie durch Kohlenhydrate zu decken, 10 bis 20 Prozent durch Protein und ebenfalls 10 bis 20 Prozent durch Fett. Doch bedenken Sie bitte, dass metabolische Krankheiten zu Beginn des 18. Jahrhunderts fast völlig unbekannt waren.

Vielen fällt es schwer, gesättigte Fette zu essen. In den letzten 40 Jahren haben wir die Kampagne gegen die gefährlichen gesättigten Fette verinnerlicht. Für viele ist die Vorstellung, fette Fleischstücke zu essen, unmöglich. Sich gar mit einem Käsehobel ein Stück von der Butter zu hobeln und diese auf ein FinnCrisp zu legen, ist schier unvorstellbar. Aber versuchen Sie es. Sie werden belohnt.

20 Gramm Kohlenhydrate in 100 Gramm Lebensmittel

Wollen Sie nur Ihr Wohlbefinden verbessern und eine größere Widerstandskraft gegen Krankheiten entwickeln, können Sie Ihre Grenze bei den Kohlenhydraten auf 20 Gramm pro 100 Gramm Nahrungsmittel setzen. Das bedeutet jedoch auch für Sie, Brot, Nudeln, Kartoffeln und Frühstücksflocken wegzulassen. Es gibt jedoch gute Alternativen. Sie können zum Beispiel Brot selbst backen oder nur kleine Stücke (wie FinnCrisp) essen. Nudeln können Sie aus Weißkohl herstellen. Schneiden Sie den Kohl in große Streifen und lassen ihn fünf Minuten kochen. Die Firmen, die Frühstücksflocken verkaufen, können gut lügen. Sie machen Ihnen weis, dass Hafer, Roggen, Weizen und Ballaststoffe gesund sind und eine wichtige Komponente Ihrer Ernährung darstellen und Sie somit jeden Tag gegessen werden sollen. Für Frühstücksflocken ist es normal, dass sie bis zu 80 Gramm Kohlenhydrate in 100 Gramm Lebensmittel enthalten, also bis zu 80 Prozent aus Zucker bestehen!

Besonders für Menschen, die ein stabiles Gewicht haben und gesundheitlich fit sind, ist diese Variante gut: Am Wochenende gibt es ein paar Kohlenhydrate mehr.

Wir können festhalten, dass Sie verschiedene Möglichkeiten zur Auswahl haben, je nachdem wie es Ihnen gesundheitlich geht. Wenn Sie fit sind und sich wohl fühlen, dann bedarf es nicht der ganz strengen Methode.

Kinder-Ernährung

Was machen Familien mit Kindern? Kinder essen heute weitaus mehr Kohlenhydrate als vor vierzig Jahren. Alle Statistiken belegen, dass die Zahlen für Diabetes und Übergewicht bei Kindern stark ansteigen. Zum Glück gehört Schweden nicht zu den Ländern mit den schlimmsten Zahlen. In den USA oder in England ist die Situation viel schlechter.

Es ist für alle Eltern anstrengend, Eis, Süßigkeiten, Chips und Limonade zu verbieten. Der Bedarf an Süßem steigt parallel zum Verzehr an. Also je mehr Süßigkeiten gegessen werden, desto größer ist der Appetit darauf. Ich glaube jedoch, wenn Eltern ihren Kindern die Gefahren von zuviel Zucker richtig erklären, verstehen das die meisten Kinder. Voraussetzung ist, dass die Eltern selbst richtig verstehen, was Kohlenhydrate in unserem Körper bewirken.

Es gibt Studien, die beweisen, dass sich der Gehalt der Kohlenhydrate in der Ernährung jedes Jahr etwas vergrößert. Das heißt also, langsam aber sicher wird der Zuckergehalt in der Ernährung immer größer.

Jeder weiß, dass Süßigkeiten, Chips und Limonade ungesund sind. Auf jeden Fall für die Zähne. Aber wer weiß, dass die Zuckermoleküle aus dem Weißbrot schneller im Blut sind als die von Zucker?

Obst

Obst stellt ein besonderes Kapitel dar. Ich habe mir nie vorstellen können, dass Obst so viel Zucker enthält. Leider wurde mir das sehr abrupt bewusst. Durch die vielen Infektionsherde in meinem Körper fühlte ich mich müde und angeschlagen. Ich versuchte mit allen Mitteln gesund zu werden.

Jeden Morgen frischen Apfelsinensaft zu trinken, gibt dem Körper einen richtigen Schub Vitamin C, das wissen wir alle. Also machte ich das auch, mit der neu gekauften elektrischen Apfelsinenpresse. Doch die Fruktose aus den Apfelsinen schoss sofort in mein Blut, ohne über Start zu gehen, wie es so schön in einem bekannten Gesellschaftsspiel heißt. Dadurch erhöhte sich mein Blutzucker bis auf 378 mg /dl und ich konnte mein Debüt als Diabetiker feiern, das ist Fakt. Als nächstes kam das Krankenhaus.

Wie kommt es, dass Obst so viel Zucker enthält? Nach meiner Erfahrung gilt das zum Glück nicht für alle Obstsorten. Es gibt große Unterschiede, je nachdem, aus welchem Land das Obst stammt. So enthält zum Beispiel importiertes Obst aus Spanien, Griechenland oder anderen Mittelmeerländern viel Zucker/Fruktose. Meiner Meinung nach wird das Obst speziell so behandelt, damit es so süß und haltbar wie nur möglich ist. Sicherlich haben Sie auch schon Reklame in den Geschäften gesehen wie: „Extra süße Apfelsinen" oder „Extra süße Weintrauben". Je süßer das Obst ist, desto mehr wird verkauft. Dabei sollte es eher umgekehrt sein. Ich bin davon überzeugt, dass der extrem süße Geschmack früher eher ein Warnsignal für den Körper war. Jedoch sind wir heute so oft sehr süßem Geschmack ausgesetzt, dass wir ihn nicht mehr als Warnsignal verstehen.

Regelmäßig teste ich den Geschmack von Weintrauben in gewissen Läden. Jetzt ekle ich mich richtig vor diesem extrem süßen Geschmack, den griechische Weintrauben haben. Früher war das mein Lieblingsobst und diesen süßen Geschmack liebte ich besonders.

Jetzt esse ich meistens nur noch zwei Sorten Obst: Grapefruit und Melone. Diese Früchte enthalten weniger Fruktose. Manchmal kann ich mir auch Clementinen oder Satsumas erlauben. Mein Körper hat ein Alarmsystem entwickelt, das mir signalisiert, wenn ich zu viele Kohlenhydrate esse. Die erste Reaktion zeigt sich in meinen Fingern, die früher immer schmerzten, heute nur noch bei zu vielen Kohlenhydraten. Zuerst treten kleine Stiche in den Gelenken auf und die Beweglichkeit wird eingeschränkt. Beginnen diese Beschwerden, stoppe ich sofort jegliche Zufuhr von Kohlenhydraten und esse stattdessen einen Löffel Kokosfett. Dieses enthält 92 Prozent gesättigte Fettsäuren. Obwohl sie nicht aus tierischer Quelle sind, erlebe ich eine fantastische Wirkung in meinem Körper und in meinen Blutgefäßen. Dass sich diese Fette wie schützende Baumwolle um mein Herz legen, ist nicht nur ein Eindruck, es ist wirklich so.

Beeren

Beeren können nicht mit Obst verglichen werden. Sie enthalten bedeutend weniger Fruktose und Zucker als anderes Obst. Beeren sind reich an gesunden Mineralien und Vitaminen, die für uns wichtig sind. Es wundert mich, dass zum Beispiel Himbeeren sehr süß schmecken, obwohl sie nur 4 Gramm Kohlenhydrate auf 100 Gramm enthalten. Blaubeeren schmecken weniger süß und enthalten mehr Kohlenhydrate, sie sind aber gesundheitlich wertvoll. Wir sollten es wie die Bären machen, im Sommer werden Beeren gesammelt und im Winter verwertet. Jedoch im Unterschied zu den Bären frieren wir die Beeren im Sommer ein und können sie das ganze Jahr über essen. Die Bären können 30 Prozent ihres Körpergewichts zunehmen, indem sie Beeren fressen. Ich frage mich, was aus den Bären würde, wenn sie die süßen Früchte aus den Mittelmeerländern fressen müssten.

Mein Tag fängt oft mit Himbeeren und Sahne an. Am Vorabend nehme ich sie aus dem Gefrierfach und schütte sie in eine Schale, die ich über Nacht in den Kühlschrank stelle. Am anderen Morgen gieße ich reichlich Sahne über die Beeren.

So sahen meine Essgewohnheiten aus

Nach meiner Theorie werden durch den hohen Konsum von Kohlenhydraten entzündliche Vorgänge in unserem Körper ausgelöst und aufrechterhalten. Das kann zu metabolischen Krankheiten wie Diabetes, Krebs oder Herzerkrankungen führen.

Wie sahen meine Essgewohnheiten in früheren Jahren aus? Ich kann mich an Situationen erinnern, da hatte ich morgens Frühstücksflocken oder Cornflakes mit Milch, vor allem als Jugendlicher. Dazu trank ich Tee, den ich mit drei großen Löffeln Zucker süßte. Zusätzlich aß ich zwei belegte Brote, Weißbrot mit Marmelade und Käse. Ab und zu verspeiste ich auch ein gekochtes Ei. Ja, das war ein normales Frühstück für mich.

Den Anteil von Zucker/Kohlenhydraten auf meinem Teller mit Frühstücksflocken berechne ich mit 90 Prozent. Zwei Scheiben Brot mit Belag kommen sicher auch auf 70 Prozent Kohlenhydrate. Mein Tee mit reichlich Zucker enthält auch noch mal 80 Prozent Kohlenhydrate. Das war wirklich ein ganz normales Frühstück für mich, das also aus 80 Prozent Kohlenhydraten und je 10 Prozent Protein und Fett bestand. Erkennen Sie Ihre eigenen Essgewohnheiten wieder? Sicherlich einige von Ihnen! Heute ist mir klar, dass solch ein Frühstück das reine Gift für den Körper ist. Er gibt absolut keine Chance, die zugeführte Energie zu verbrennen.

Als Jugendlicher trainierte und spielte ich sehr viel Fußball und es wurde gesagt, ich sei ein großes Talent. Ich hatte große Ambitionen, wurde allerdings sehr oft durch Nasennebenhöhlenentzündungen, Halsschmerzen und Bronchitis ausgebremst. Es fühlte sich grauenhaft an, krank im Bett zu liegen, wenn wichtige Spiele anstanden. Penicillin und Sulfonamide gehörten schon zu meinem Leben.

Es gab leider keine Erwachsenen, weder meine Eltern noch Ärzte, die einen Zusammenhang zwischen meinen Erkrankungen und meinen Essgewohnheiten sahen. Belegte Brote und Frühstücksflocken wurden damals als gesund betrachtet, und das hat sich bis heute kaum geändert.

Abgesehen vom Frühstück erinnere ich mich, dass auch das Mittag- und Abendessen sehr viel Zucker/Kohlenhydrate enthielt. Wir aßen wie das gesamte schwedische Volk viel zu viele Kohlenhydrate.

Ich habe auch mein ganzes Leben lang Süßigkeiten geliebt, speziell Gummibärchen und Gelee. Eine Tüte Süßigkeiten konnte ich mal eben so nebenbei kaufen, wenn ich im Geschäft war. Zu Limonade oder Chips habe ich auch nicht versucht, nein zu sagen, gelinde ausgedrückt.

Schon im Alter von 20 Jahren bekam ich Probleme mit der Prostata. Das äußerte sich durch Schmerzen beim Wasserlassen und ich bekam auch Rückenschmerzen. Damals dachte ich, dass Prostataprobleme immer erst im Alter entstehen, und so war ich über meine Diagnose sehr verwundert. Mein Glaube war falsch, das wurde mir nun vor Augen geführt. Einige meinten, dass es sich negativ auf die Prostata auswirke, wenn ich mich morgens in das kalte Auto setze, das würde die Beschwerden verursachen. Auf allen vieren im Untersuchungszimmer zu knien, während der Arzt die Prostata untersuchte, war wirklich kein schönes Erlebnis. Das hat weh getan, das können Sie mir glauben. In den folgenden Jahren kamen und gingen die Prostatabeschwerden und ich dachte oft, wahrscheinlich sind das die Vorboten von Prostatakrebs.

Ich bin nach wie vor davon überzeugt, dass Prostatabeschwerden häufig zu Krebs führen. Meine Beschwerden sind heute völlig verschwunden und meine Prostata funktioniert wieder einwandfrei. Somit ist für mich das Risiko, Prostatakrebs zu bekommen, radikal gesunken. Nach meiner Ernährungsumstellung hat sich alles verbessert, keine Schmerzen beim Wasserlassen und auch keine Rückenschmerzen mehr. Ich muss noch nicht einmal mehr nachts zur Toilette gehen.

Als ich selbst eine Familie gründete, war ich mit meiner Ex-Frau in Bezug auf Süßigkeiten absolut auf derselben Linie. Wir waren der Meinung, uns mit Süßigkeiten, Chips oder Limonade etwas Gutes zu tun. In Sachen Ernährung waren wir genau so wie die Menschen in unserem Umfeld.

Mir ist gut in Erinnerung geblieben, dass wir oft erkältet waren, als wir unsere Kinder bekamen. Besonders an den langen Wochenenden. Es war ganz normal, dass immer jemand von uns zu Weihnachten krank war. Leider haben meine Kinder erst im Erwachsenenalter die Vorteile meiner neuen Ernährungsweise genießen und Zusammenhänge zwischen Ernährung und Krankheiten verstehen können.

Heute bin ich Großvater und hoffe, dass meine Enkelkinder sich früher mit dem Thema Ernährung und Gesundheit beschäftigen. Mein Sohn war als Kind auch häufig krank. Da erkannte ich mich wieder, den fleißigen Fußballspieler, der immer zum falschen Zeitpunkt krank war.

Meine neue Ernährung ist ein ganz empfindliches Thema. Meine Tochter fragt mich immer gerne, warum sie sich nicht ein paar Süßigkeiten leisten könne. „Das hast du doch bis fünfzig gemacht", sagt sie. Das stimmt natürlich, doch sowohl meine Frau als auch ich haben dafür die Quittung bekommen. In Form von Krebs, Diabetes und anderen gesundheitlichen Problemen wie schweren Schmerzzuständen. Ist es das wert? Nein, auf gar keinen Fall! Es ist die reinste Hölle, wenn man schwer erkrankt.

Wie groß ist die Gefahr, dass meine Kinder und Enkel metabolische Krankheiten bekommen? Sehr hoch bei „normaler" Ernährung. 80 Prozent aller Todesfälle sollen metabolischen Erkrankungen zugrunde liegen. Da meine Kinder genetisch vorbelastet sind, gehören sie statistisch zur Risikogruppe. Zum Glück haben meine Kinder den Vorteil, dass ich ihnen meine Erfahrungen vermitteln und ihnen somit zu einem gesünderen Leben verhelfen kann.

Da ich meinen Körper 50 Jahre lang vergiftet hatte, stellte sich die Frage: Wie schnell werde ich durch die LCHF-Ernährung wieder gesund? Wenn ich jetzt zurückblicke, ging es sehr schnell. Schon nach wenigen Monaten war mein Blutzucker auf einem normalen Niveau und nach vier Monaten waren die Schmerzen verschwunden. Meine Herz- und Gefäßprobleme habe ich nach den ersten Monaten der Ernährungsumstellung auch nicht mehr wahrgenommen.

Wie meine Tochter könnte man sagen, dass es ja dann kein Problem sei, sich Süßigkeiten zu gönnen. Schließlich wird man ja schon nach einem Monat wieder gesund, wenn man den Zucker weglässt. Das Problem ist jedoch, dass man nie weiß, wo genau die Grenze mit den Kohlenhydraten ist. Wie viel verträgt der Körper problemlos? Ab welcher Menge Kohlenhydrate werden wir krank? Und ist es wirklich wünschenswert, sich stets der Gefahr einer chronischen Erkrankung auszusetzen?

Wie schwer ist es, zur LCHF-Ernährung zu wechseln?

Ist es einfach, von einer Ernährung mit wenig Fett und vielen Kohlenhydraten zu einer Ernährung mit viel Fett und wenig Kohlenhydraten zu wechseln? Das ist von Person zu Person sehr unterschiedlich.

Am Anfang ist eine Umstellung meistens einfach. Alles ist so neu und spannend. Wenn jedoch die Routine einsetzt, ist es manchmal wichtig, die Mahlzeiten zu variieren und die Wochengerichte zu planen. So habe ich es selbst erlebt, doch kenne ich auch Leute, für die alles völlig problemfrei verläuft.

Das Schwierigste ist, die richtige Menge Fett zu sich zu nehmen. Wir alle sind geprägt durch die jahrelangen Kampagnen gegen Fett. Daher ist es zu Beginn der neuen Ernährung schwer, eine ausreichende Menge Fett zu essen. Mein Vater erzählte mir, als Kind habe er sich mit seinen zehn Geschwistern immer um das gute, wabbelige Fett gestritten. Schließlich gibt Fett Kraft und Energie. Ideal ist eine Verteilung von 70 Prozent Fett, 10 Prozent Kohlenhydrate und 20 Prozent Protein. Die Frage ist jetzt nur noch, wie das funktionieren soll bei unserem hohen Zuckerverbrauch.

Es ist gut, etwas kreativ zu sein, um genügend Fett zu essen. Zu allererst: Wählen Sie fettreiches Fleisch, wenn Sie einkaufen gehen. Das Fett sorgt auch dafür, dass das Fleisch besser schmeckt. Wählen Sie fetten Fisch wie Lachs und Makrele. Nehmen Sie gerne Wildlachs. Die anderen Lachse werden häufig mit Stärkeprodukten gefüttert. Es ist immer wichtig zu wissen, welches Futter die Tiere bekommen haben, die wir einkaufen. Sind die Tiere mit viel Stärke statt mit natürlichem Gras aufgewachsen, ist das auch für uns ungesund.

Das Fett in Avocado und Kokosnuss ist sehr gut. Ich stelle selbst Süßigkeiten mit Himbeeren her, indem ich Kokosfett erwärme und da hinein Himbeeren und Kokosflocken gebe. Dann fülle ich die Mischung in kleine Gefäße und stelle sie in die Gefriertruhe. Das ist perfekt, wenn mein Körper mehr Fett benötigt.

Butter, Sahne und Creme fraiche enthalten ebenfalls sehr gesundes Fett. Diese Zutaten verwende ich immer, wenn ich koche. Mehl ist selbstverständlich verboten. Manche nehmen Kokosfett in den Kaffee oder Tee am Morgen. Das kann natürlich jeder nach seinem Geschmack machen.

Fett ist sehr wichtig, um die Energie auszugleichen, die man sich nicht mehr mit den Kohlenhydraten zuführt. Wenn Sie sich zu Beginn der Umstellung etwas müde und energielos fühlen, ist es meist ein Zeichen, dass Sie zu wenig Fett gegessen haben.

Ist das der Fall, dann essen Sie doch jeden Tag eine Himbeersüßigkeit. Das hilft, und der Himbeergeschmack überdeckt den Fettgeschmack, falls Sie den nicht mögen. Wenn Sie Fettangst haben, ist das kein Grund sich zu schämen, da befinden Sie sich in bester Gesellschaft. 99,9 Prozent der Bevölkerung haben Angst vor zu viel Fett. Ich weiß, ich sage es zum hundertsten Mal, doch das hochwertige Fett kann wirklich den Unterschied ausmachen, um sich richtig wohl zu fühlen und gut zu essen.

Viele, die mit dem Magen Probleme hatten, sind mit der LCHF-Ernährung völlig beschwerdefrei. Andere haben Beschwerden mit dem Darm, doch auch da kann diese Ernährung gut helfen. Gerade zu Beginn der Ernährungsumstellung kann es zu Verdauungsbeschwerden kommen. Das liegt daran, dass sich der Magen umgewöhnen muss. Deshalb ist es besonders wichtig, Butter, Kokosfett und Sahne zu verwenden.

32%ige geschlagene Sahne mit Himbeeren ist immer richtig. Das ist doch ganz logisch, Fett schmiert den Körper, genauso wie den Darm.

Bei mir selbst stellte sich Durchfall ein, als ich mit LCHF begann. Das war nicht richtig angenehm, doch sonst hatte ich keine Beschwerden mit der Ernährungsumstellung. Es dauerte zwei Monate, bis mein Magen-Darmtrakt sich an die neue Ernährung gewöhnt hatte und ich keine Verdauungsprobleme mehr hatte. Ein Freund von mir bekam Verstopfung und brach deswegen die Umstellung ab.

Die meisten, die ich kenne, hatten bei der Ernährungsumstellung von Anfang an einen viel besser arbeitenden Magen und Darm. Sie hatten überhaupt keine Probleme.

Wenn Sie zuckersüchtig sind wie ich, verschwindet diese Sucht nicht einfach mit der Ernährungsumstellung. Es gibt einige, die das behaupten, ich habe das leider nicht erlebt. Ich habe nach wie vor ein Verlangen nach Süßem, auch wenn es weniger geworden ist. Ich muss daher stets achtsam in Bezug auf Süßigkeiten sein. Ich hoffe jedoch, dass sich das in der Zukunft verändert, denn der Übergang zur LCHF-Ernährung war ja eine Veränderung meines Lebensstils, den ich beibehalten werde.

Einige haben erlebt, dass sie durch LCHF einen schlechten Atem bekommen haben. Das habe ich auch erlebt, allerdings nur in Bezug auf Milchprodukte. Sahne und Creme fraiche sind kein Problem, jedoch Milch. Halte ich von Milch Abstand, bekomme ich auch keinen schlechten Atem.

Die meisten nehmen mit LCHF ab und sie können das Gewicht auch halten, wenn sie bei dieser Ernährung bleiben. Einige nehmen nicht ab. Sie fühlen sich meistens besser, jedoch sinkt das Körpergewicht nicht. Meiner Theorie nach sind vor allem Frauen betroffen, die eine Jo-Jo-Karriere mit viel Stärke hinter sich haben. Viele haben auf diesem Weg ihren Stoffwechsel ruiniert. Ich bin überzeugt, dass Frauen noch mehr Angst vor Fett haben als Männer. Sie essen daher meist zu wenig Fett.

Vergessen Sie Kalorien zu zählen, wenn Sie keine Essstörung haben. Das spielt keine Rolle. Es geht darum, mehr hochwertiges Fett und weniger Kohlenhydrate zu essen. Damit können Sie sich jeden Tag satt essen, ohne zuzunehmen.

Diese natürlichen Lebensmittel können Sie essen, ohne krank zu werden

Eier:
In jeder Form: gekocht, gebraten, als Rührei oder Omelett. Am besten ökologische Eier.

Fisch und Schalentiere:
Fette Fische wie Lachs, Makrele, Hering und Ostseehering sind hervorragend. Nicht panieren. Am besten wild gefangenen Lachs nehmen.

Fleisch:

Lamm, Wild, Schwein und Ochse. Schneiden Sie nicht das gute Fett ab. Wählen Sie ökologische Produkte, am besten aus Ihrer Region. Fleisch von Tieren, die natürlich aufwachsen, ist am besten.

Geflügel:

Hähnchen und Pute. Gegrillt, im Ofen oder in der Pfanne gebraten. Essen Sie die Haut mit.

Soßen und Salatsoßen:

Mayonnaise, Olivenöl, ökologisches Rapsöl, Creme fraiche, Béarnaise, Hollandaise. Nie fettfreie oder fett-reduzierte Produkte verwenden.

Sahne und Kokosfett:

Sind sowohl Lebensmittel als auch Medizin. Diese Fette legen sich schützend um das Herz. Zum Frittieren sollten Sie Kokosöl verwenden.

Nüsse:

Natürliche Nüsse wie Haselnuss, Walnuss und Mandeln. Auch ein paar Erdnüsse sind gut. Sehen Sie jedoch immer auf der Verpackung nach, wie viele Kohlenhydrate angegeben sind.

Baconchips:

Schauen Sie, ob Sie Baconchips mit 0 Kohlenhydrate finden, die sollten Sie nehmen. Denn Achtung, es gibt einige Sorten, die 50 bis 60 Gramm Kohlenhydrate enthalten.

Trockener Weiß- und Rotwein:

Ausgezeichnet geeignet, um kleine Mengen davon zu trinken. Trinken Sie zu viel Wein, so muss sich der Körper nur um den Alkohol kümmern, seien Sie deshalb etwas vorsichtig. Wein und Kohlenhydrate sollten Sie auf gar keinen Fall zusammen konsumieren.

Gemüse, welches über der Erde wächst:

Alle Kohlsorten wie: Blumenkohl, Weißkohl, Rosenkohl, Grünkohl. Spargel, Brokkoli, Aubergine, Spinat, Pilze, Gurke, alle grünen Salatsorten, Avocado und Kokosnuss. Diese Sorten haben etwas mehr Kohlenhydrate: Tomate, Paprika und Zwiebeln.

Molkereiprodukte:

Richtige Butter. Käse, gerne fettigere Sorten, Frischkäse (auch als Brotbelag ausgezeichnet), Haloumi, Feta, Mozzarella und Hüttenkäse. Sahne, Creme fraiche, Sauermilch und griechischen/türkischen Joghurt oder Naturjoghurt. Wählen Sie immer die fettreichsten Varianten, die alle natürlichen Stoffe beinhalten.

Wählen Sie möglichst regionale, ökologische Produkte

Gehen Sie gerne mit der Saison, das ist für die Umwelt besser und die Lebensmittel haben ihre natürlichen Inhaltsstoffe. Lassen Sie so gut es geht Lebensmittel mit E-Nummern und künstlichen Zusätzen weg.

Beeren und Früchte:

Himbeeren haben unter den Beeren die wenigsten Kohlenhydrate. Erdbeeren, Blaubeeren, Preiselbeeren, Brombeeren können Sie auch essen. Unter den Früchten haben gelbe Grapefruits und Melonen die wenigsten Kohlenhydrate.

Nahrung, die Sie vermeiden sollten, um gesund zu bleiben

Die nachstehenden Produkte enthalten viele Kohlenhydrate. Reduzieren Sie diese nach Ihren Voraussetzungen oder Wünschen. Wenn Sie regelmäßig Sport treiben, können Sie generell etwas mehr Kohlenhydrate zu sich nehmen. Haben Sie Diabetes, Gewichtsprobleme, Beschwerden mit dem Herz, den Gefäßen oder leiden Sie unter chronischen Schmerzen, dann sollten Sie so wenig Kohlenhydrate wie nur möglich wählen. Zum Beispiel maximal 5 Gramm in 100 Gramm Lebensmittel. Wenn Sie gesund sind, jedoch eine bessere Lebensqualität haben möchten, können Sie die Grenze etwas höher ansetzen, zum Beispiel zwischen 10 und 20 Gramm Kohlenhydrate in 100 Gramm Lebensmittel. Nachdem ich in den ersten 1,5 Jahren eine strikte Grenze von 5 Gramm Kohlenhydrate in 100 Gramm Lebensmittel für mich hatte, habe ich diese Grenze auf 10 Gramm Kohlenhydrate in 100 Gramm Lebensmittel angehoben. Immer wenn die Kohlenhydrate herabgesetzt werden, müssen sie durch eine andere Energiequelle ersetzt werden. Vergessen Sie also nicht, das gute und gesunde Fett zu essen.

Zucker:

Streuzucker, Würfelzucker, Sirup, Süßigkeiten, Limonade, Kuchen oder Kekse, und jeder versteckte Zucker, der in vielen Lebensmitteln zu finden ist. Sehen Sie stets nach der Menge der Kohlenhydrate und überprüfen Sie immer die E-Nummern auf der Verpackung. Achten Sie besonders auf die E-Nummern, die mit E-621 beginnen und die darauf folgenden. Kaufen Sie keine Lebensmittel, die Glutamat enthalten.

Brot, Nudeln, Frühstücksflocken, Getreideprodukte und Kartoffeln:

Sie beinhalten viel versteckten Zucker und sind deswegen besonders tückisch. Auch Vollkornprodukte und ungesunde Lebensmittel wie Chips und Pommes frites.

Margarine:

Becel, flüssige Margarine und Rapsöle sind chemische Produkte mit diversen Zusätzen.

Wurst und Fleischwaren:

Sie enthalten auch häufig Zusätze wie Glutamat und Zucker. Wählen Sie auf jeden Fall Wurst mit mindestens 90 Prozent Fleischanteil.

Omega-6-reiche Öle:

Maisöl, Erdnussöl, Sojaöl und Sonnenblumenöl. Das sind bearbeitete Öle, die nicht unsere Gesundheit fördern. Wir sollten danach streben, Omega-3-Fette, die vor allem in Fleisch, Fisch und in Eiern vorkommen, zu uns zu nehmen.

Bier:

Ist leider nicht wirklich gut für uns. Es enthält die zuckerreiche Maltose, die aus dem gemahlenen Korn ist. Maltose hat einen hohen GI und geht somit schnell ins Blut. Ein Bierbauch ist wirklich so schlimm wie er klingt, ein gefährliches Fett in der Bauchregion.

Obst:

Enthält häufig sehr viel Zucker/Fruchtzucker. Vermeiden Sie deswegen Bananen, Apfelsinen und Äpfel. Eine wichtige Unterscheidung ist, dass die Früchte, die im Herbst hier in Schweden geerntet werden, wesentlich weniger Fruchtzucker enthalten als die importierten Früchte aus dem Mittelmeerraum.

Fett galt in den letzten Jahrzehnten als der FEIND schlechthin. Die kindliche Logik dahinter: Fett macht fett. Auf die schlichte Idee, dass ein Eskimo-Kind Tag für Tag 70 % Fett isst, zwangsläufig isst, und dennoch schlank und sogar ausgesprochen muskulös heranwächst, auf diesen schlichten Gedanken kam man nicht.

Kapitel 6

Mythen und Gefahren

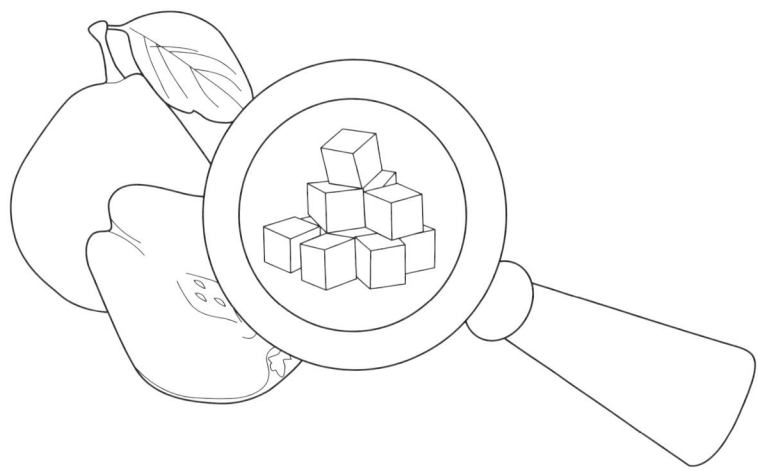

Warum ist die Ernährungsdebatte so aufgeladen?

Es stellt sich die Frage, warum es so viele unterschiedliche Auffassungen und Meinungen in Bezug auf Ernährung und Gesundheit gibt. Für diejenigen, die krank sind, kann das enorm verwirrend sein. Wir haben eine offizielle Meinung, die über die Lebensmittelindustrie publiziert wird, ebenso über Diätassistenten, das Gesundheitssystem und die Pharmaindustrie. Alle sind Fürsprecher des Tellermodells (60 Prozent Kohlenhydrate) und sehen fettarme Ernährung als gesund an.

Das schwedische Zentralamt für Gesundheit hingegen vertritt die Meinung, dass die LCHF-Ernährung sehr gut für Diabetiker und übergewichtige Menschen ist. Das Zentralamt für Gesundheit empfiehlt, dass Ärzte Diabetikern und Übergewichtigen eine Ernährung mit wenigen Kohlenhydraten vorschlagen sollen.

Etwas befremdlich ist jedoch, dass das Zentralamt für Gesundheit diese Ernährung nur für Diabetiker und Übergewichtige gut heißt, ansonsten aber die Meinung vertritt, dass sie für alle anderen ungeeignet ist. Wie ist das möglich? Wenn es doch für Diabetiker und Übergewichtige eine gute Ernährung ist, sollte es doch auch für alle anderen gut sein. Oder sind Diabetiker und Übergewichtige eine andere Rasse?

Auf der anderen Seite stehen einige Ärzte und tausende von Menschen, die durch die LCHF-Ernährung gesund geworden sind. Ganz entgegen der offiziellen Meinung. In die letzte Gruppe gehöre ich. Vor allem befinden sich in dieser Gruppe Menschen, die jahrelang den offiziellen Ratschlägen gefolgt sind, um dann festzustellen, dass sie nicht helfen. LCHF ist somit der letzte Strohhalm geworden – und der erwies sich als die Rettung!

Alle, die sich gegen den Rat des Gesundheitssystems und gegen die Pharmazie stellen möchten, haben eine schwierige Entscheidung zu treffen. Wagt man es wirklich, gegen die Ratschläge des Arztes zu handeln und Medizin, die als lebenswichtig gilt, nicht einzunehmen? Schwere Fragen, und nur diejenigen, die eine Entscheidung getroffen haben, können sie beantworten. Ich selbst habe diese Wahl getroffen und sie erwies sich als die richtige.

Ein weiterer Aspekt ist, dass die Diabetesgesellschaften und andere Organisationen eine sehr merkwürdige Verhaltensweise gegenüber dieser Ernährung zeigen. Meine Meinung ist, dass man lieber gegen die LCHF-Ernährung arbeitet, als die positiven Effekte zu sehen. Trotz aller großartigen Resultate. Diätassistenten, die Ernährungslehre in ihrer Ausbildung lernen, stellen sich ebenfalls gegen die LCHF-Ernährung.

Bei einem von der Pharmaindustrie organisiertem Treffen für Diabetiker bekamen die Besucher die Möglichkeit, Fragen zu stellen. Unter den Diskussionsteilnehmern befanden sich Ärzte und Vertreter der Diabetesgesellschaft. Einige Mediziner diskutierten über die Wirkung von Insulin in unserem Körper. Ich meldete mich zu Wort und sagte, dass es eine Alternative zu Insulin und Tabletten gäbe, nämlich die Ernährung. Dann berichtete ich von meiner Genesung vom Typ-2-Diabetes mithilfe von LCHF.

Zuerst blieb es mucksmäuschenstill im Saal. Doch dann antwortete schnell ein Arzt, dass ich völlig falsch liegen würde. Er habe einen wissenschaftlichen Beweis dafür und zeigte eine Untersuchung, die ich schon sehr gut kannte. Auch sagte er, dass die Langzeiteffekte dieser Ernährung überhaupt nicht bewiesen seien. Ich bat, eine Gegendarstellung machen zu dürfen, doch da sagte der Diskussionsleiter, dafür sei keine Zeit. Die Diskussion müsse mit Fragen fortgesetzt werden. Selten habe ich mich so abgefertigt gefühlt. Als die Pause kam, beschloss ich, diese Versammlung zu verlassen. Ich fühlte mich wie jemand, der völlig fehl am Platz war. Genau in diesem Augenblick kam eine Mutter auf mich zu und sagte:
„Ich finde, Sie sollten sich mit dem, was Sie meinen, zurückhalten. Es sind ja auch Kinder hier und die glauben nachher noch, was Sie sagen."

Was antwortet man in so einem Fall? Die Dame war der festen Meinung, ich hätte vor allen Menschen im Saal gelogen.

Dass Ernährungsfragen so umstritten sind, ist verwirrend und verwundernd. Ich glaube, in allererster Linie steckt für die einen die Prestigefrage dahinter und für die anderen, dass es zu einfach ist. Viele meinen, Stärkeprodukte und Ballaststoffe seien gut für den Körper und haben nie in ihrem Leben darüber nachgedacht, dass es auch anders sein könnte. Andere sind der festen Meinung, dass nur chemisch hergestellte Tabletten den Körper heilen können.

Ein anderer Aspekt, der diskutiert werden sollte ist, wie die mächtige Pharmaindustrie unser Denken und Handeln beeinflusst. Die Pharmaindustrie wirkt besonders durch die Ärzte auf uns ein, auf unsere Ernährung, auf unser gesamtes Gesundheitssystem.

Natürlich ist es schlecht für die Pharmaindustrie, wenn sich zeigt, dass die Ernährung sowohl Krankheiten vorbeugen als auch heilen kann. Und es ist auch nicht wirklich gut für all die Ärzte, wenn sich herausstellt, dass durch eine Ernährungsumstellung eine Selbstheilung möglich ist. Ich bin nicht der Meinung, dass uns von oben diktiert werden soll, was wir zu essen haben. Dafür gibt es für viele zu viel zu verlieren. Vielleicht ist es eher möglich, dass eine Veränderung durch die Lebensmittelindustrie kommt, wenn sich zeigt, dass durch die richtige Ernährung Krankheiten geheilt und ihnen vorgebeugt werden kann. Schließlich kann das neue Geschäftsmodelle hervorbringen. Wir normale Menschen können keine Hilfe von einer offiziellen Seite erwarten. Wir bekommen Hilfe, indem wir unsere gemachten Erfahrungen austauschen und somit unser Wissen erweitern.

Warum kann nicht jeder das essen, was er möchte? Das Problem in der Ernährungsdebatte ist, dass die Lebensmittelindustrie einen enormen Einfluss auf unsere Ernährungsgewohnheiten hat. Sie beeinflusst Schulen, Vorschulen und Pflegeheime mit ihren Verordnungen und mit Vorschlägen, dass Kinder und ältere Menschen Magermilch trinken und Margarine essen sollen. Sie empfiehlt viele Kohlenhydrate. Sie ist mit ihren Vorschlägen sehr aktiv. Welcher Vorstand oder welcher kommunale Einkäufer wagt es, sich beim Einkauf der Lebensmittel gegen die Empfehlungen zu richten? Da kann man sich fragen, warum sich der Staat darum kümmert, welche Lebensmittel wir essen.

Stellen Sie sich mal ein Pflegeheim in Schweden vor, das richtige Butter und Sahnesoßen serviert. Gutes Fleisch mit einem Fettrand und fetten Fisch. Wenn zum Beispiel ein Seniorenheim Stellung beziehen und die Meinung vertreten würde, dass Ernährung Medizin ist: Je mehr natürliche Ernährung serviert würde, desto weniger Medizin würde verordnet werden müssen, und den älteren Menschen würde es immer besser gehen. Etwas Zivilcourage, was würde passieren?

Oder stellen Sie sich eine Schule vor, die es wagen würde zu sagen, dass Magermilch und fettreduzierte Margarine der falsche Brennstoff für den Körper sind. Die Kinder würden stattdessen gute Butter und Vollfettmilch bekommen. Mit einem Direktor, der sagen würde, dass die richtige Ernährung der Motor für eine gut funktionierende Schule ist. Was machen die amtlichen Behörden dann?

Das Phantastische an den Behörden ist, dass sie uns allen nur Gutes wollen. Es gibt dort gelehrte Professoren und Experten, die genau wissen, was gesund ist. Schließlich hatten sie eine umfassende Ausbildung. Aber stellen Sie sich mal vor, alle zusammen liegen falsch. Das ist natürlich sehr unwahrscheinlich, doch denken Sie mal darüber nach. Wenn die Experten Unrecht haben, dann macht uns unsere Ernährung kränker und dicker. Aber wir machen es dennoch richtig. Wenn der Plan falsch ist, dann verändern wir die Wirklichkeit. Wir, die wir Diabetiker sind, kennen genau dieses Phänomen. Wir haben genau das gemacht, was die Experten uns geraten haben, aßen viele Ballaststoffe und wenig Fett und wurden nur noch kränker. Doch laut den Experten gibt es dafür eine Erklärung. Und die heißt: natürlicher Verlauf.

Die Folge ist, dass wir nicht darauf vertrauen können, dass die amtlichen Behörden auf uns hören.

Mythen über Ernährung und Gesundheit

Natürlich haben wir alle schon mal Mythen rund um die Ernährung und Gesundheit gehört, die von einem zum anderen erzählt werden. Ungefähr so wie Gerüchte. Ich habe eine Episode von „Two and a half men" mit Charlie Sheen gesehen, der den ewig jungen (so wie er glaubt) Macho und Frauenjäger Charlie Harper spielt. Charlie bekam Frühstück von einer „bezahlten" Freundin serviert. Geröstetes Brot mit Ahornsirup und einer Scheibe Bacon. Der Kommentar der „Freundin" kam prompt in dem Augenblick, als die Scheibe Bacon auf dem Weg zum Mund war. „Du weißt, dass das nicht gut für dich ist", sagte sie. „Okay, okay", antwortete Charlie und legte die arme Scheibe Bacon beiseite.

Das Einzige, was gesund an diesem Frühstück war, wurde also aussortiert. Ich finde, diese Serie ist gut und lustig, wenn man jedoch bedenkt, dass solche falschen Ernährungsratschläge von Millionen gesehen und für wahr gehalten werden, schaden solche Kommentare. Wahrscheinlich werden sie aus Unwissenheit geschrieben.

Fett macht fett

Das ist wahrscheinlich der am weitesten verbreitete Mythos in Bezug auf Gesundheit und Ernährung. Er ist allerdings tief in uns verankert. Schließlich haben die Lebensmittelproduzenten in den letzten Jahrzehnten versucht, den Fettanteil in den Produkten immer mehr zu reduzieren. Die Menschen haben eine große Angst vor Fett entwickelt und glauben allen Ernstes, dass Fett der Verursacher von Fettsucht und anderen Krankheiten ist. Ist das wahr? Nein, das ist ganz und gar falsch. Wir werden nicht vom Fett fett. Wir benötigen Fett, sowohl als Energie als auch als Schmierstoff für unseren Körper. Schließlich besteht unser Körper zu einem großen Teil aus gesättigten Fettsäuren. Können wir von dem Stoff, aus dem wir bestehen, krank werden?

Fett ist für Krankheiten verantwortlich

Der Mythos, dass wir, wie bei Charlie in „Two and a half men", krank werden, wenn wir Bacon essen, ist falsch. Angeblich sollen wir von Bacon und Co einen hohen Cholesterinwert bekommen, der uns zu Herzkrankheiten und Diabetes führt, wenn wir viel von solchen fetten Lebensmitteln essen. Aber wir werden nicht kränker, sondern gesünder, wenn wir hochwertiges Fett essen. Fett ist ein natürlicher Bestandteil in Fleisch, Fisch, Eiern und natürlichen Molkereiprodukten. Es ist unser wichtigster Baustein. Der Mythos hat dazu geführt, dass wir Mengen von Kohlenhydraten bzw. Stärkeprodukten essen. Diese stärkereiche Ernährung ist ein hauptsächlicher Grund für unsere metabolischen Erkrankungen.

Wie konnten wir so falsch denken? Ist das unser Rudelverhalten, das diese Entwicklung begünstigt? Denken Ärzte im Gesundheitssystem darüber nach, ob die Ernährungsratschläge wirklich stimmen? Wagen sie es, ihre Ansichten zu vertreten? Ich habe von einem Arzt gehört, dass andere Ärzte die LCHF-Ernährung bei sich selbst anwenden, sie jedoch nie den Patienten vorschlagen. Nur ein praktizierender Arzt, den ich kenne, verordnet seinen Patienten LCHF. Er ist eigentlich schon pensioniert, doch aufgrund des Ärztemangels arbeitet er weiter.

Das Gehirn benötigt Kohlenhydrate, sonst werden wir dumm

Ist das ein Mythos oder die Wahrheit? Natürlich ist auch das ein Mythos. Es sind nicht die Kohlenhydrate, die das Gehirn benötigt, sondern die Glukose, die der Körper zum Beispiel aus Kohlenhydraten herstellt. Jedoch kann Glukose auch aus Fett und Protein gewonnen werden, sogar auf einem besseren Weg. Um das Gehirn nicht zuckersüchtig zu machen, ist Glukose aus Fett vorzuziehen, das vermindert Blutzuckerspitzen. Glukose geht in unsere Blutbahn und zuviel Glukose verursacht Verengungen in unseren Blutgefäßen. Viele Diätassistenten empfehlen eine stärkereiche Ernährung aus dem Grund, dass das Gehirn Kohlenhydrate benötigt. In ihrem Lehrbuch „Nordische Ernährungslehre" steht auf Seite 180, dass „unter gewissen Voraussetzungen, nämlich wenn wir genügend Fett und Protein zu uns nehmen, der Körper auch ohne Kohlenhydrate auskommt". Ich nehme mal an, dass das Gehirn auch zum Körper gehört.

Fett verursacht einen hohen Cholesterinspiegel

Richtig oder falsch? Es kann sehr gut sein, dass der Übergang von einer „normalen" zur LCHF-Ernährung eine Erhöhung des Cholesterins mit sich bringt. Aber die Frage ist, ob das gefährlich ist oder nicht. Ich behaupte mit Bestimmtheit, dass ein hoher Cholesterinspiegel ungefährlich ist. Nach drei Wochen LCHF hatte ich einen sehr hohen Wert, doch der veränderte sich schnell nach einigen Wochen mit der neuen Ernährung. Außerdem fühlte ich mich vortrefflich, trotz meines hohen Cholesterins. Uffe Ravnskov hat festgestellt, dass es keine einzige Studie gibt, die beweist, dass ein hohes Cholesterin die Gefahr für Herz- und Gefäßkrankheiten erhöht.

Zuckersucht

Sind Sie zuckersüchtig? Die Chance, dass Sie es sind, ist hoch! Wahrscheinlich werden Sie sich Ihrer Sucht nicht bewusst sein. Welche Anzeichen hat ein Zuckersüchtiger? Es ist ziemlich schwierig zu sagen, wer zuckersüchtig ist und wer nicht.

Es muss nicht zwingend so sein, dass Sie viele Süßigkeiten oder Chips essen oder viel Limonade trinken. Es kann sogar so sein, dass Sie gar nichts davon zu sich nehmen, und trotzdem können Sie zuckersüchtig sein. Wie hängt das zusammen? Zucker ist doch Zucker, oder nicht? Leider ist es nicht so einfach.

Die heutzutage hergestellten Lebensmittel enthalten viel mehr Zucker im Verhältnis zu dem, was unser Körper benötigt. Lassen Sie uns mal annehmen, dass Sie die grünen Nudeln essen, weil sie so gesund aussehen. Deshalb essen Sie drei- bis viermal in der Woche Nudeln. Sie enthalten jedoch 71 Prozent Kohlenhydrate. Laut der LCHF-Ernährung sollten Sie höchstens 20 Gramm Kohlenhydrate pro 100 Gramm Lebensmittel zu sich nehmen, am besten weniger.

Jeden Morgen essen Sie vielleicht Frühstücksflocken, die 80 Prozent Kohlenhydrate in 100 Gramm enthalten. Das bedeutet, 71 Prozent Zucker in den Nudeln und 80 Prozent Zucker in den Frühstücksflocken. Vielleicht essen Sie auch so, wie die (schwedischen) Behörden es uns einmal gesagt haben, sechs bis acht Scheiben Brot am Tag. Brot enthält 50 bis 70 Gramm Kohlenhydrate in 100 Gramm, unabhängig davon, ob es weiß, dunkel, weich oder hart ist.

So sind Sie vielleicht auch zuckersüchtig und leben gefährlich, obwohl Süßigkeiten oder Limonade nicht Teil Ihrer Ernährung sind.

Die Zuckersucht kann mit allen anderen Süchten gleichgestellt werden, und das darf nicht unterschätzt werden. Richtig loszukommen von einer Zuckersucht ist meiner Meinung nach unmöglich. Aber man kann ein sogenannter trockener Zuckersüchtiger werden. Da erkennt man seinen eigenen Missbrauch wie ein Alkoholiker und wenn man weiß, wie gefährlich Zucker ist, kann man sich davon fern halten.

Ich weiß von mir selbst, dass ich ein Zuckersüchtiger bin und ich möchte nie mehr in mein altes Leben mit einem vergifteten Körper zurück. Sind Sie selbst zuckersüchtig, so sollten Sie diesen Missbrauch erkennen, für sich selbst und auch für Ihre Angehörigen. Ich erlebe, dass meine Umgebung meine Entscheidung respektiert und mich nicht unnötig verführen möchte.

Manchmal gerät man in schwierige Situationen, in denen es einem schwer fällt, Nein zu sagen. Ich erinnere mich, dass ich ein Kilo Süßigkeiten essen konnte, die es in den großen runden Plastikdosen gab. Darin waren Lakritz und Süßigkeiten aus Gelee. Danach fühlte ich mich vollgefressen.

Wie können Sie mit Ihrer Zuckersucht umgehen? Es gibt Hilfe. In meinem Fall habe ich darauf geachtet, dass immer etwas zum Beißen da ist: Nüsse, Baconchips, Himbeeren und Schlagsahne. Einige sagen, dass diese Sucht mit der natürlichen LCHF-Ernährung verschwinden würde, doch leider ist das nur zum Teil wahr und gilt auch nur für einige Menschen. Ich selbst habe leider noch eine gewisse Sucht in mir und muss deswegen immer aufpassen.

Wenn Sie jedoch standhaft bleiben, werden Sie richtig belohnt.

Jennys Informationsbox
über Zuckersucht

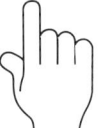

Unser Gehirn bevorzugt den süßen Geschmack. Das hatte in unseren Anfangszeiten eine große Bedeutung, denn es galt, was süß (nicht extrem süß!) schmeckt, ist in der Regel ungiftig und reich an Energie. Daher nimmt das Gehirn Glukose als sicheren Brennstoff. Das Problem in der heutigen Zeit ist, dass wir einen unnormal hohen Zugang zum Zucker haben und es nicht schaffen, die Einnahme zu stoppen. Deswegen essen wir schnell viel zu viel Zucker und Kohlenhydrate, denn unser Körper reagiert darauf mit einer Freisetzung von Dopamin, Serotonin und Endorphinen, also Signalsubstanzen, die dafür sorgen, dass wir uns gut und zufrieden fühlen.

Dopamin ist das Glücksmolekül unseres Gehirns. Es wird freigesetzt und belohnt uns, wenn wir den Bedarf unseres Körpers erfüllen: Wir essen, wenn wir hungrig sind, wärmen uns, wenn wir frieren, schlafen, wenn wir müde sind, aber auch, wenn wir eine Aufgabe erledigt haben, ein Projekt abgeschlossen haben, ein Schnäppchen gemacht haben oder wenn wir Liebe erleben und gute Beziehungen haben. Dopamin ist der Stoff, der uns laut neuesten Forschungen abhängig macht.

Serotonin ist unser „Wohlfühlhormon" und bei einem niedrigen Niveau können wir uns deprimiert und träge fühlen. Es wird durch Zucker und raffinierte Kohlenhydrate stimuliert.

Endorphine wirken in unserem Körper schmerzstillend, sowohl bei psychischen als auch bei physischen Schmerzen. Liegt man zum Beispiel auf einem Nagelbett, werden Endorphine ausgeschüttet. Und obwohl es weh tut, bleiben wir darauf liegen, weil die Endorphine die Schmerzen dämpfen. Zucker und Kohlenhydrate funktionieren schmerzstillend und angstdämpfend. Allerdings nur für eine kurze Zeit. Schnell benötigen wir mehr Zucker, um das schmerzstillende Gefühl aufrecht zu erhalten.

Zuckersüchtige Personen können sowohl unter-, normal- als auch übergewichtig sein. Es kann sich um fresssüchtige Personen handeln, muss es jedoch nicht. Ist man zuckersüchtig, bedeutet das, dass man die ganze Zeit nach Essen sucht, welches einem „gute Gefühle" macht. Dadurch sind wir großen Gefühlsschwankungen und niedrigen Energieniveaus ausgesetzt, weil das Insulinniveau in unserem Körper permanent hoch ist und unsere Blutzuckerwerte somit Berg- und Talbahn fahren.

Zuckersüchtige pendeln zwischen Depression und Aggression. Sie können wütend, unvorhersehbar, vergesslich und impulsiv sein und im nächsten Augenblick jedoch kreativ, klarsichtig, charmant, energisch, verspielt und liebevoll.

Wenn man zuckersüchtig ist, ist mehr als nur eine Ernährungsumstellung nötig, um die Sucht zu besiegen. Es ist auch notwendig zu verstehen, wie der eigene Körper reagiert. Es ist wichtig zu trainieren, mental und physisch. Von großer Bedeutung ist es zu lernen, dass man sich die „positiven Gefühle" auch ohne Zucker holen kann. Gefühle, die ebenfalls eine Dopamin-Ausschüttung bewirken, um den Zuckersüchtigen zufrieden zu machen.

Der versteckte Zucker

Viele Lebensmittel schmecken nicht süß, obwohl sie große Mengen Zucker enthalten, die sogenannten versteckten Zucker. Verarbeitetes einjähriges Getreide weist Massen von Zucker auf, schmeckt jedoch nicht süß. Beispiele von verarbeitetem Getreide sind Brot, Frühstücksflocken und Nudeln. Weizenmehl zum Beispiel enthält 71 Gramm Kohlenhydrate pro 100 Gramm, also 71 Prozent Zucker. Auch Nudeln enthalten zwischen 55 und 75 Gramm Kohlenhydrate pro 100 Gramm.

Vor einiger Zeit war ich im Lebensmittelgeschäft und sah mir eine Packung Nudeln an, die ein Fenster hatte, damit die Nudeln zu sehen waren. Sie sahen spinatgrün aus, das waren ja schöne Neuigkeiten. Früher waren genau diese Nudeln mit Fleischsoße mein Favorit. Deshalb wendete ich das Paket und sah mir die Inhaltsstoffe an, 72 Gramm Kohlenhydrate pro 100 Gramm. Da waren also 72 Prozent Zucker in diesem Paket. Das ist der Grund, warum ich so böse werde. Wir sollen glauben, dass wir gesunde Lebensmittel kaufen, weil sie „so gesund aussehen".

Frühstücksflocken können bis zu 80 Gramm Kohlenhydrate auf 100 Gramm enthalten. Und es kann trotzdem „ungezuckert" auf der Verpackung stehen. Aber richtiges Roggen- und Dinkelmehl, von dem alle sagen, es sei so gesund, muss doch weniger Zucker enthalten? Ja, etwas weniger ist richtig, dennoch sind es in beiden Mehlen ungefähr 60 Prozent Kohlenhydrate.

Etwas überspitzt gesagt, stopfen wir mehr Energie in uns hinein, als unser Körper verbrennen kann. Jemand sagte mal, um all die Energie zu verbrauchen, die wir essen, müssten wir täglich 21 Stunden trainieren.

Für mich war es am Anfang stressig, keine belegten Brote mehr zu essen. Bis dahin hatte ich immer Brot gegessen, wenn ich mich hungrig fühlte. Was kann man stattdessen essen? Gibt es etwas anderes? Aber natürlich, darauf komme ich später zurück.

Aber warum sollen wir uns überhaupt um unsere Ernährung kümmern, gibt es doch viele Menschen, die nie an einer metabolischen Erkrankung leiden. Aber Sie, die dieses Buch hier lesen, haben vielleicht ein großes Risiko zu erkranken, sonst wären Sie wahrscheinlich nicht auf den Gedanken gekommen, dieses Buch in die Hand zu nehmen. Laut einer Statistik haben 80 Prozent der Todesfälle in Schweden eine metabolische Erkrankung als Ursache. Das heißt, dass auch Sie ein Risiko tragen.

Ich gehöre zu dem Teil der Bevölkerung, der extrem empfindlich auf Zucker reagiert. Bei vielen ist das genetisch bedingt. So ist es für mich ebenso, wie es für meine Mutter und meinen Großvater war. Vielleicht haben meine Kinder und Enkelkinder auch dieses Verlangen nach Zucker.

Heute bin ich für diese Entdeckung sehr dankbar. Nun weiß ich, dass ich die Möglichkeit habe, ein qualitativ hochwertiges Leben bis zum Schluss zu haben. Die Alternative wäre gewesen, mehrere Male am Tag Insulin zu spritzen, welches das Vermögen der Bauchspeicheldrüse und des Immunsystems herabsetzt. Mein Leben hätte sich verschlechtert, statt sich zu entwickeln.

Was kann man machen, wenn man gierig nach etwas Leckerem ist? Einige behaupten, dass man keinen Heißhunger mehr bekommt, wenn man natürliche Nahrung zu sich nimmt. Leider gilt das nicht für mich, ich habe nach wie vor meine Sucht.

Nüsse sind sehr gut, schauen Sie jedoch immer auf die Rückseite der Verpackung, wie viele Kohlenhydrate enthalten sind. 10 bis 15 Gramm Kohlenhydrate in 100 Gramm sind das Maximum. Die natürlichen Nüsse, wie Walnüsse und Haselnüsse, enthalten eine niedrige Menge Kohlenhydrate. Diese Nüsse haben einen hohen Anteil an gesättigten Fettsäuren und sind daher empfehlenswert. Bei Erdnüssen hingegen kann es sehr große Unterschiede im Gehalt der Kohlenhydrate geben, das hängt davon ab, welche Sorte es ist und wie sie behandelt worden sind. Lebensmittelgeschäfte verkaufen zum Beispiel frittierten Bacon als Snack, das ist wirklich gut. Das Problem ist nur, dass es Unterschiede von 50 bis 60 Gramm Kohlenhydrate je nach Marke gibt. Es gibt zum Beispiel ein dänisches Produkt, das 0 Gramm Kohlenhydrate hat. Es gibt allerdings auch amerikanische Produkte, die 55 Prozent Kohlenhydrate beinhalten. Das hängt davon ab, wie sie frittiert wurden und welches Öl verwendet worden ist. Daher ist es so wichtig, immer die Inhaltsangaben auf den Verpackungen zu lesen. Wenn Sie selbst frittieren, ist es mit Kokosöl am besten.

Nüsse können Sie auch gut als Mehl verwenden, wenn Sie Brot backen möchten. Nehmen Sie die alten Mandelkerne, mahlen Sie diese zu Mehl und backen Brot. Mit einer Küchenmaschine geht es natürlich schneller und besser. Das Brotrezept finden Sie weiter hinten im Buch.

Gefährliche Zusätze in Lebensmitteln und behandelte Lebensmittel

Es gibt sehr viele Informationen über Zusätze in Lebensmitteln, im Internet und in Büchern. Ich möchte Ihnen noch einige Sachen mit auf den Weg geben. Die Hauptregel ist, dass Sie so natürlich wie möglich essen sollen. Das bedeutet, dass Ihre Nahrung so frisch wie möglich sein sollte und auch unbehandelt. Sie wissen sicherlich, dass fast alle behandelten Lebensmittel Konservierungsstoffe beinhalten. Die Konservierungsmittel sorgen dafür, dass die Lebensmittel länger frisch bleiben, ohne zu vermodern. Somit können sie auch weltweit verschickt werden.

Lesen Sie die Inhaltsangabe. Finden Sie Glutamat oder E 621 oder eine höhere E-Nummer, dann kaufen Sie dieses Lebensmittel bitte nicht. Es gibt die Annahme, dass diese Zusätze Krebs verursachen.

Es ist nicht immer einfach, doch es lohnt sich, wenn Sie beim Einkaufen von Lebensmitteln mit Zusätzen Abstand nehmen. Regionale Produkte zu kaufen, ist ebenfalls von Vorteil. Das Internet hilft Ihnen bei der Suche nach lokalen Händlern.

Leider gibt es viele Zahncremes mit gefährlichen Zusätzen. Lesen Sie auf jeden Fall die Inhaltsangabe auf Ihrer Zahncreme. Meistens benötigt man dafür jedoch eine Lupe.

Als ich mir das erste Mal die Inhaltsstoffe meiner Zahncreme durchlas, sah ich eine Warnung für Kinder unter sechs Jahren. Sie sollten maximal nur eine Erbsengröße der Zahncreme benutzen, wegen der Gefahr des Verschluckens. Wie gefährlich ist diese Zahncreme, dass man davor warnen muss? Die meisten Kinder verschlucken gerne ihre Zahncreme, weil sie süß schmeckt. Meine Zahncreme enthielt 13 chemische Zusätze, einige davon waren künstliche Zucker. Dieser chemische Zucker kann bis zu 200-mal süßer sein als gewöhnlicher Zucker. Wenn Sie im Internet danach googeln, werden Sie viele Informationen darüber finden, dass die chemischen Zusätze in Zahncremes gefährlich sein können.

Ich verabschiedete mich von meiner Zahncreme, als ich plötzlich diesen intensiven süßen Geschmack wahrnahm. Wenn Zahncreme vor Karies schützen soll, wie kann sie dann so süß sein?

In Bioläden gibt es Alternativen zu den handelsüblichen Zahncremes. Falls Sie sich wegen Ihrer Sorgen machen, dann kaufen Sie besser im Bioladen. Übrigens gibt es auch keine Löcher mehr in den Zähnen, wenn man keine Kohlenhydrate mehr isst. Bei der LCHF-Ernährung finde ich es ausreichend, wenn Sie sich nur mit Wasser Ihre Zähne putzen.

Andere gefährliche Zusätze findet man in verarbeiteter Margarine und in anderen Light-Produkten. „Light" bedeutet immer, dass sich sehr wenig Fett in dem Lebensmittel findet. Und somit gibt es auch keinen Grund, es zu essen. Die meisten fettreduzierten Margarinen werden so bearbeitet, dass sie weich, also gut streichbar sind. Die Hersteller bauen damit auf die Faulheit der Verbraucher. Mein Rat: Nehmen Sie nur Butter. Sie ist ganz und gar aus natürlichen Stoffen. Am besten wenden Sie einen Käsehobel an, um schöne dicke Scheiben auf Ihr selbstgebackenes Brot zu legen. Für die Kreativen unter uns: Erfinden Sie doch einen Butterhobel, der genau die richtige Größe für die Butterscheiben hat.

Verzichten Sie auf alle Light-Produkte. Das ist der wichtigste Rat. Denn diese Lebensmittel sind so behandelt, dass alle natürlichen und guten Fette durch Chemikalien ersetzt worden sind. In diesen Produkten gibt es nichts Gesundes mehr, das ist konsequent entfernt worden.

Jennys Informationsbox
über Zusätze

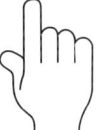

Die industriell bearbeiteten Lebensmittel enthalten heutzutage eine Menge fragwürdiger Zusätze und Inhaltsstoffe.

E 621 Mononatriumglutamat, Glutamat und Geschmacksverstärker

Normalerweise ist es der sogenannte fünfte Geschmackssinn, der stimuliert wird, das nennt man Umami (jap., dt. „fleischig und herzhaft, wohlschmeckend"). Hervorgerufen wird der Umami-Geschmack durch die Aminosäure Glutaminsäure. Ein natürliches Vorkommen von Umami ist in Tomaten oder Parmesankäse zu finden. Die ganze Serie von den E-Nummern 620 bis 625 sollte vermieden werden. E 621 hat sich in neuen Studien als sehr negativ erwiesen, da es das Hormon für das Sättigungsgefühl blockiert.

E 621 kann auch Migräne, Durchfall, Stiche in verschiedenen Körperteilen, roten Ausschlag rund um den Hals, Krämpfe, Depressionen, Leberschäden, Schlaganfall, allergische Reaktionen, Asthmaanfälle, Angst und vieles mehr verursachen. Dieser Stoff kann Kinder aggressiv und unruhig machen. Kinder mit ADHS und anderen Diagnosen Richtung Hyperaktivität sollten grundsätzlich E 621 meiden, da es den Zustand verschlimmert. E 621 findet man häufig in Snacks, Aufschnitt, in vielen Fertiggerichten und als Zusatz in vielen Gerichten, damit sie intensiver und besser schmecken.

E 250 Natriumnitrit

Dies ist eins der normalen Konservierungsmittel in Fleisch- und Wurstprodukten. Es wird für allergische Reaktionen, Krebs, Vergiftungen, Fötusschäden, Tumore und genetische Schäden verantwortlich gemacht.

E 250 wird angewandt, damit sich keine gefährlichen Bakterien in Lebensmitteln bilden. Die ganze Serie E 249 bis 252 sollte vermieden werden.

E 322 Sojalecithin
Hier wird Hexan oder Aceton in der Herstellung verwendet. Es wird oft in Schokolade gefunden.

E 460 bis 469 Zellulosepulver
Dies ist ein Verdickungs- und Stabilisierungsmittel, welches die Aufnahme von giftigen Schwermetallen erhöhen kann. Es kann Krebs und Hormonstörungen verursachen, ebenso Verdauungsprobleme und ist verantwortlich für die Gasbildung. Leider ist es ein häufiger Zusatz in vielen Nahrungsergänzungspräparaten und Abnehmpillen.

E 951 Aspartam
Dies ist ein synthetischer Süßstoff, der 200-mal süßer als Zucker ist. Er kann Schwindel, Schlaflosigkeit, Sehstörungen, unklare Aussprache, neurologische Störungen, Menstruationsprobleme, Gehirnschäden, Schlaganfall, tiefe Depressionen, Kopfschmerzen und vieles mehr verursachen.

E 952 Cyclamat, Cyclamatsäure
Dies ist ein Süßstoff, der 30-mal stärker als Zucker ist und nie in der Kinderernährung verwendet werden sollte. Er kann Krebs, Fötusschäden, Hodenkrebs und Sterilität bei Männern verursachen.

E 955 Sucralose
Sucralose ist ein relativ neuer Süßstoff, der zu den gefährlichsten Zusätzen gehört, die wir zu uns nehmen können. Man ist der Ansicht, dass dieser Stoff auch sehr umweltschädlich ist, da er nicht im Körper abgebaut wird, sondern durch den Urin wieder ausgeschieden wird. Er kann eine Menge Nebenwirkungen wie Durchfall, Atemnot, Depressionen, Gase und geschwollenen Magen, Kopfschmerzen, Fehlgeburten, Magenschmerzen, Gewichtszunahme, ein Zerstören der Leber und Nieren und vieles mehr verursachen.

AZO-Farbstoffe: E 102, E 104, E 110, E 122, E 124, E 129
Diese synthetischen Farbstoffe gehören zu den gewöhnlichsten, am meisten verwendeten Lebensmittelfarben. Sie sollten auf jeden Fall bei hyperaktiven Kindern vermieden werden, da sie die Symptome weiter verstärken können.

Kapitel 7

Alltägliche Situationen

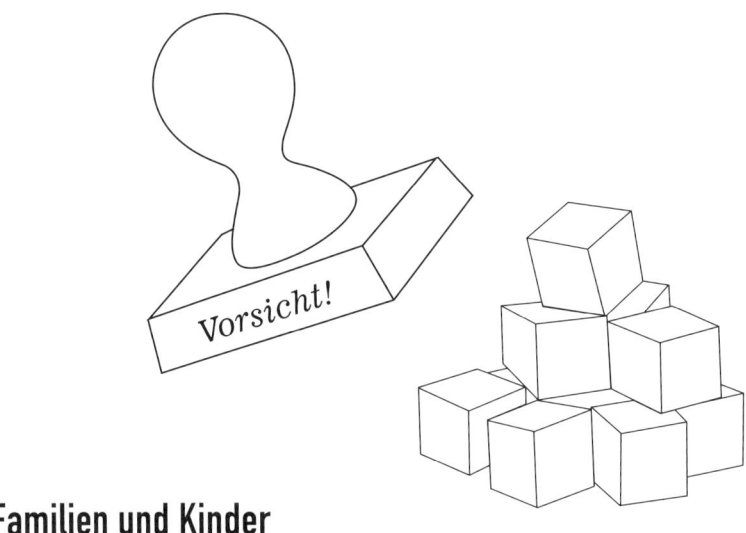

Vorsicht!

Familien und Kinder

Der aufmerksame Leser hat längst festgestellt, dass ich sehr kritisch in Bezug auf die bestehende Ordnung im Gesundheitssystem bin. Es hat die falsche Perspektive, es wird zuviel auf die Symptome und zu wenig auf die Ursachen geschaut. Nun werde ich auch etwas selbstkritisch sein. Einen großen Teil meines Berufslebens habe ich damit verbracht, Therapien für Familien und Kinder zu verordnen. Es handelte sich um Familien und Kinder mit sozialen Problemen. Ich arbeitete mit fortschrittlichen, zeitgemäßen Modellen in der Therapie und den Behandlungsstrategien. Alles, was ich für eine gute Hilfe und Unterstützung für ein besseres Leben und für eine bessere Lebensqualität für Familien und Kinder richtig hielt. Habe ich dabei jemals daran gedacht, dass Zucker und Kohlenhydrate auch ein Faktor für soziale Auswirkungen sein können? Die Antwort lautet Nein! Ich war mir dieser Problematik einfach nicht bewusst. Genau wie die Ärzte, die auch nicht wissen, wie wichtig die Ernährung für unsere Gesundheit ist.

Wie viele Therapie- und Familieneinrichtungen mit gut ausgebildeten Therapeuten und Behandlungsassistenten kämpfen mit gewalttätigen und austherapierten Jungendlichen, ohne die richtigen Voraussetzungen zu haben? Wenn Jugendliche mehr Energie aufnehmen, als sie verbrauchen, müssen sie die überschüssige Energie irgendwie loswerden. Die „normale" Ernährung von Kindern und Jugendlichen hat meiner Meinung nach einen durchschnittlichen Anteil von 70 bis 80 Prozent Kohlenhydrate. Das kann ihnen zum Verhängnis werden. Viele Kinder und Jugendliche mit einer Diagnose Richtung „Hyperaktivität" verstehen ihre zum Teil heftigen Reaktionen selbst nicht und werden dadurch frustriert. Die Erwachsenen versuchen es mit Behandlungsmethoden und Therapien, die nicht funktionieren.

Wenn ich heute anfangen würde, eine Therapieeinrichtung zu leiten, würde ich die Priorität auf die Ernährung setzen. Früher war ich in einer Einrichtung angestellt und habe die falschen Ratschläge gegeben. Heute würde ich mit meinen neuen Erfahrungen alte Sünden bereinigen. Ich kann mich an sehr viele Jugendliche und auch ganze Familien erinnern, die viel zu viel Zucker zu sich genommen haben. Der vorherrschende Gedanke unter den Sozialarbeitern ist, dass schlechte Ernährung durch soziale und körperliche Probleme begünstigt wird. Aber vielleicht ist es doch andersherum.

In all meinen Berufsjahren habe ich nie erlebt, dass ein Psychologe, ein Therapeut oder ein Behandlungsassistent ein Augenmerk darauf gehabt hat, welche Probleme die Ernährung bei den Klienten verursachen kann. Das ist genau wie bei den Ärzten, die darauf spezialisiert sind, nur die Symptome des Körpers zu therapieren. Nie wird die Frage gestellt, was die Patienten essen. Die Ärzte gehen davon aus, dass Ernährung keine Bedeutung für den Körper und die Gesundheit hat. Eigentlich ist es unbegreiflich, dass keiner diesen Zusammenhang sieht.

Mit einer guten Ausbildung und Erfahrung können wir sozial ausgegrenzten Familien und Kindern erklären, wie Zucker/Kohlenhydrate die Gesundheit negativ beeinflussen können. Und warum gesunde Fette die Gesundheit in eine positive Richtung lenken. Meine Erfahrung sagt, dass es einfacher ist, wenn man eine glaubwürdige Erklärung für seine Probleme bekommt. Damit ist es leichter sich anders zu verhalten und das Richtige zu machen.

Wenn die Allgemeinheit einsehen würde, dass Zucker/Kohlenhydrate für den ganzen Körper so gefährlich sind wie für die Zähne, dann würde sich vieles radikal verändern.

Steht eine große Flasche Coca Cola zu jeder Mahlzeit auf dem Tisch, sieht man ein, dass das schlecht für die Zähne ist, nur nicht, dass es für den gesamten Körper ebenfalls gefährlich ist.

Kinder, die früh durch ihre Wildheit, Energie und Lautstärke auffallen, erhalten häufig Hilfe, die nicht die Ursache des Problems bekämpft. Man sollte nicht alles verallgemeinern, denn natürlich entstehen Probleme auch durch Arbeitslosigkeit oder durch genetische Ursachen. Doch die Frage ist, wie viele Sozialarbeiter oder Behandlungstherapeuten machen sich Gedanken, was die Familien und Jugendlichen essen? ADHS ist eine aktuelle Buchstabenkombination. Es ist eine oft gestellte Diagnose bei wilden, lauten und vor Energie sprühenden Kindern. Doch wie oft beruht die Diagnose auf einer kohlenhydratreichen Ernährung?

Ich selbst kann behaupten, dass ich ein Beispiel bin, wie Gene und Umwelt funktionieren. Mein Körper verträgt weniger Kohlenhydrate als manch anderer. Dadurch setze ich mich einem größeren Risiko aus, wenn ich zuckerreiche Nahrungsmittel esse. Meine Mutter bekam Diabetes, als sie alt war, sie hatte das von ihrem Vater geerbt, der ebenfalls Diabetes hatte. Natürlich erhöht sich das Risiko mit solchen Voraussetzungen. Wenn ich gewusst hätte, wie gefährlich sich Kohlenhydrate auf mich auswirken, hätte ich mich von Anfang an völlig anders ernährt. Hätten meine Eltern gewusst, was die Ernährung für die Gesundheit bedeutet, hätten sie mich nie irgendwelchen Risiken ausgesetzt.

Das gleiche Fazit gilt für Menschen mit der Diagnose ADHS. Natürlich muss berücksichtigt werden, dass man gewisse Gene für diese Erkrankung erben kann. Doch wenn man weiß, dass ein hoher Anteil Kohlenhydrate in der Ernährung richtig gefährlich für Menschen mit einem Risiko für ADHS ist, sollten Eltern, Schulen und das Gesundheitssystem davor warnen und Ersatzmöglichkeiten anbieten. Bis jetzt gibt es dieses Wissen nicht offiziell, doch hoffe ich, dass es kommen wird.

Hat man ein Kind mit der Diagnose ADHS, ist jeder Tag ein Kampf. Wenn jemand behauptet, dass die Ernährung, der Lebensstil und die Umwelt Einfluss darauf haben, wie sich ein ADHS-Kind fühlt, kann man verstehen, dass sich die Eltern etwas aufregen. Sie machen wirklich alles, dass es ihrem Kind gut geht. Aber was spricht dagegen, eine LCHF-Ernährung zu testen? Probieren Sie diese ruhigen Gewissens, es gibt nichts in dieser Ernährung, was gefährlich ist. Es ist ohne Risiken. Es gibt schon heute eine Reihe von Menschen, die behaupten, dass ihnen die LCHF-Ernährung geholfen hat. In vielen Blogs ist nachzulesen, dass sich die Betroffenen durch die Ernährung besser fühlen, dass sie ruhiger werden und dadurch besser schlafen können.

Familien mit Kindern, bei denen ständig Erkältungen und andere Krankheiten innerhalb der Familie kreisen, sollten gründlich über ihren Lebensstil nachdenken. Immer und immer wieder Antibiotika zu schlucken ist kein guter Weg für die Zukunft. Es wird bei der nächsten Erkältung eher noch schlechter. Außerdem entsteht durch ständig wiederkehrende Krankheiten eine enorme Belastung für die gesamte Familiensituation. Es ist nicht nur der Körper, der leidet, sondern auch die Psyche.

Ich kann mich an Situationen in meiner eigenen Familie gut erinnern, besonders als die Kinder klein waren. Wir erlebten es auch, dass sich ständig Erkältungen und andere Erkrankungen abwechselten. Auffallend war, dass wir es immer schafften, zu Weihnachten, Neujahr, Ostern und anderen Feiertagen krank zu sein. So wurden die großen Festlichkeiten zu Akutsituationen im Kampf gegen Schnupfen und Halsschmerzen. Eine Familie bei Laune zu halten ist schon schwer genug, wenn man gesund ist.

Natürlich unternahmen wir alles, um schnell wieder gesund zu werden. Wir nahmen jedes Penicillin ein, das uns der Arzt verschrieb. Aber half uns das? Kaum. Mein Sohn bekam immer wieder Mittelohrentzündungen und wir verzweifelten daran. Der Arzt verschrieb jedes Mal Antibiotika, und es war so oft. Einmal fragte ich den Arzt, ob es wirklich nötig sei, schon wieder Penicillin zu geben. „Nein, das ist nicht notwendig", antwortete er, „aber alle Eltern möchten es doch zur Sicherheit".

Nach diesem Erlebnis machten wir Schluss mit dem Penicillin und bekamen zum Glück eine Salbe von einem Homöopathen für die Ohren unseres Sohns verschrieben. Wir machten uns nie darüber Gedanken, dass die Ernährung so eine große Bedeutung für die Gesundheit haben könnte. Wir waren wie die meisten anderen, bekämpften Erkältungen und versuchten ihnen mit diversen Mitteln aus der Apotheke vorzubeugen. Zwischendurch pressten wir Apfelsinen aus und tranken sie mit Knoblauch.

Unsere Ernährung bestand damals bis zu 80 Prozent aus Kohlenhydraten. Der Rest war Fett und Protein. Ich glaube, Fett aßen wir am wenigsten. Wir aßen hauptsächlich Stärke und Ballaststoffe und gönnten uns regelmäßig Süßigkeiten, Chips und Limonade am Wochenende. Unsere Familie war genau so wie andere Familien, vor allem in Bezug auf Ernährung. Ich weiß, dass wir damals glaubten, unsere Ernährung sei gesund.

Was passierte dann? Meine damalige Frau und ich gingen getrennte Wege und ließen uns scheiden. Dass die Ernährung die Gesundheit der Familie beeinflusst, ist eindeutig und gewiss beeinflusste sie auch unsere Beziehung. Aber das ist natürlich eine andere Geschichte.

Danach erkrankte ich an Diabetes, Herzbeschwerden und mehr, und meine frühere Frau bekam Krebs. In der Zwischenzeit hatte sie mehrere unangenehme Operationen, die ihren Lebensstil beeinflussen, doch sie ist nicht von weiteren bösartigen Geschwülsten betroffen.

Können wir der Ernährung die Schuld daran geben? Ja, ich glaube, dass die Ernährung sowohl die physische als auch die psychische Gesundheit unserer Familie mehr beeinflusst hat, als wir glaubten. Doch Sie haben gelesen, dass es mir gelungen ist, mit meiner neuen Ernährung meine Krankheiten zu besiegen. In meinem früheren Leben war es die Ernährung, die mich besiegt hatte.

Welche Konsequenz hat das? Der erste Schritt ist, sich darüber klar zu werden, warum diese Erkrankungen eine Familie plagen. Eine Erkältung oder eine Mittelohrentzündung ist ein Symptom. Die Ursache liegt woanders. Das Immunsystem ist ständig damit beschäftigt, ein Übel in seinen Anfängen abzuwehren, aber das reicht nicht. Warum? Es wird neues Wissen über gesunde Ernährung in der Familie benötigt. Die gesamte Familie muss darin involviert sein, nicht nur die Eltern. Mit neuem Wissen, vor allem in Bezug auf Kohlenhydrate und die guten (gesättigten) Fette, bekommt die ganze Familie ein Verständnis dafür, wie sie sich besser und richtig ernähren kann.

Lassen Sie mich rekapitulieren, wie sah die Ernährung aus, als noch keine metabolischen Erkrankungen bekannt waren, und wie sieht die Ernährung heute aus. Meiner Meinung nach stellte sich die Ernährung zu Beginn des 18. Jahrhunderts wie folgt zusammen: 80 Prozent Fett, 10 Prozent Protein und 10 Prozent Kohlenhydrate. Dreihundert Jahre später, zu Beginn des 21. Jahrhunderts, sah die Ernährung für viele so aus: 80 Prozent Kohlenhydrate, 10 Prozent Protein und 10 Prozent Fett.

Heute steigt die Zahl der metabolischen Erkrankungen analog zum steigenden Konsum von Kohlenhydraten und der verminderten Zufuhr von Fett. Beide Kurven treffen sich also und das endet in einer dramatisch verschlechterten Gesundheit.

Familien, die von ständig wiederkehrenden Krankheiten betroffen sind, sollten sich damit beschäftigen, wie Menschen früher gegessen haben. Es wird eine Umkehr zu Fleisch, Fisch, Eiern und Gemüse nach sich ziehen. Viel Gemüse auf jeden Fall, wie auch Beeren und die wichtigen Fette aus Butter, Sahne und Käse. Ergänzen Sie gerne Kokosfett. Es lässt sich gesundes, wohl schmeckendes Essen aus diesen Grundelementen zubereiten. Besonders, wenn man das neu verstandene Wissen darin einfließen lassen kann.

Nehmen Sie Abstand von Frühstücksflocken, die meistens aus 80 Prozent Zucker bestehen. Viele streuen sich noch zusätzlich Zucker auf die Flocken, da versteht nun wirklich jeder, wie gesundheitsschädlich das ist. Natürlich können Kinder ein paar Nudeln und etwas Brot essen. Sie sind meistens sehr aktiv und vertragen einige Kohlenhydrate, doch denken Sie bei der Nahrungszusammensetzung daran, die Kohlenhydrate insgesamt zu minimieren. Die Kohlenhydrate aus Brot und Nudeln können in einigen Fällen noch schneller ins Blut schießen als Zucker, das besagt die aktuelle Forschung.

Für Eltern ist es wichtig, die suchterzeugenden Eigenschaften des Zuckers zu verstehen. Je mehr Zucker die Kinder essen, desto mehr möchten sie beim nächsten Mal haben. Sinkt der Blutzuckerspiegel, verlangen die Kinder nach neuem Zucker. Die Zuckerschübe sorgen dafür, dass die Energie Berg- und Talbahn fährt und so werden Kinder schwer zur Ruhe kommen. Es gibt neue Studien, die beweisen, dass hyperaktive Kinder eigentlich total übermüdet sind, vermutlich durch die falsche Ernährung.

Schulkinder benötigen natürlich die richtigen Voraussetzungen, um Leistung bringen zu können. Dazu gehört auch die richtige Ernährung.

Zusammen können Eltern und Kinder lernen, skeptisch mit den heutigen Ernährungsempfehlungen umzugehen. Sie sollten grundsätzlich die Inhaltsangaben auf den Verpackungen beachten. Eine Nudelpackung, die 60 bis 70 Gramm Kohlenhydrate enthält, sollte Skepsis hervorrufen. Das ist zuviel Zucker, von dem man krank werden kann. Die oberste Grenze bei den Kohlenhydraten sollte 20 Gramm in 100 Gramm Lebensmittel betragen, also höchstens 20 Prozent Zucker. Wenn aber Vollkornnudeln auf der Verpackung steht, sind sie dann gesünder? Nein! So ist es nicht, wenn nicht darauf steht, dass sie nur maximal 20 Gramm Kohlenhydrate enthalten. Lesen Sie immer die Inhalte nach! Es gibt jetzt Nudeln, die weniger als 20 Gramm Kohlenhydrate in 100 Gramm enthalten.

Es ist schwerer, Brot zu finden, das weniger als 20 Prozent Zucker enthält. Einige sind der Meinung, dass Vollkornbrot gesünder sei. Doch auch das ist nicht wirklich wahr. Das Brot kann mit braunem Zucker gefärbt sein! Es braucht auch nur etwas mehr Zeit, bis das Vollkornbrot im Magen-Darmtrakt zum gleichen Produkt wie Weißbrot umgebaut wird, nämlich zu Glukose (dem körpereigenen Zucker). Wenn Kohlenhydrate etwas mehr Zeit benötigen, bis sie zu Glukose verstoffwechselt sind, spricht man von „langsamen" Kohlenhydraten, das Ergebnis ist jedoch gleich.

Wenn Sie aber kein Brot essen sollen, was dann? Wird es eine Katastrophe für Sie? Überleben Sie das? Ich weiß, dass ich am Anfang meiner Ernährungsumstellung so gedacht habe.

Sie werden überleben und es wird Ihnen dabei immer besser gehen, das kann ich Ihnen garantieren. Wenn Sie jedoch trotzdem Brot haben möchten, finden Sie Alternativen. Beginnen Sie selbst zu backen! Heute Morgen habe ich Sesambrot völlig ohne Mehl gebacken. Das dauerte nur 10 Minuten, und es wurde sehr gut.

Das Mehl ist also der Bösewicht in dem Ernährungsdrama. Im Laufe der Jahre ist es so stark behandelt worden, dass heutzutage eine Tüte Mehl 71 Gramm Kohlenhydrate in 100 Gramm enthält. Das sind 71 Prozent Zucker. Es ist natürlich hauptsächlich Stärke, die im Mehl vorhanden ist. Doch Fakt ist, dass fast alle Kohlenhydrate, außer den Ballaststoffen, zu Glukose werden. Für unseren Körper sind solche Mengen an Zucker sehr schädlich, Sie wissen das ebenso wie ich.

Der Grund, warum heute so viel energiereiches Getreide produziert wird, ist bestimmt der, dass die Bauern durch die modernen Maschinen und die hoch entwickelten Methoden viel mehr produzieren als die Bauern zu früheren Zeiten.

Jennys Informationsbox
über Familie und Kinder

Kinder bewegen sich mehr und verbrauchen deshalb auch mehr Energie als Erwachsene. Daher können sie einen größeren Anteil Kohlenhydrate essen. Doch die meisten Kinder fühlen sich auch wohl, wenn sie den Anteil der Kohlenhydrate vermindern. Vor allem wenn die Zuckermenge verringert wird, aber auch dadurch, dass weniger Nudeln, Brot, Kartoffeln, Frühstücksflocken, Korn, Milchsuppe und Reis gegessen werden. Das Verhältnis zwischen Kohlenhydraten und Proteinen sollte am besten Fleischsoße mit Nudeln – an Stelle von Nudeln mit Fleischsoße – sein.

Keiner fühlt sich wohl durch den Verzehr von Lightprodukten und Margarine, vor allem keine Kinder. Für Wachstum und Entwicklung benötigen Kinder natürliche Fette.

Bedenken Sie, dass Muttermilch etwa 58 Prozent Fett enthält, die Hälfte davon sind gesättigte Fettsäuren. Das sollte doch wohl bedeuten, dass gesättigte Fette für uns gesund sind. Oder kann die Natur einen Fehler gemacht haben? Warum wohl möchten Kinder Butter auf ihrem Brot? Vielleicht deswegen, weil sie den Geschmack der natürlichen Energiequelle wiedererkennen, den sie für ihre Entwicklung benötigen?

Einige Gedanken über Kinder und ihre Ernährungsgewohnheiten

» Bringen Sie Ihren Kindern von Anfang an gute Essgewohnheiten bei.

» Bereiten Sie nach Ihrem eigenem Vermögen Mahlzeiten für Ihre Kinder zu – keine Fertiggerichte.

» Vertrauen Sie nicht drauf, dass die Lebensmittelindustrie nur das Beste für Ihre Kinder möchte. Die sind mehr darauf aus, Bedürfnisse zu schaffen, die größere Gewinne garantieren.

» Bringen Sie Ihren Kindern bei, dass Essen schmecken soll. Geben Sie Ihnen keine Gelegenheit zu erfahren, wie das Essen aus Dosen schmeckt. Das kann zur Folge haben, dass Ihren Kindern natürliches Essen nicht mehr schmeckt, dass es ihnen „komisch schmeckt".

» Nehmen Sie sich etwas Zeit, um gutes Essen für Ihre Familie zu kochen. Warum haben wir es oft so eilig, dass wir uns nicht 30 bis 60 Minuten Zeit nehmen können, um richtig gut zu kochen? Fahren Sie vielleicht andere Aktivitäten etwas zurück oder kochen Sie in großen Mengen. So können Sie einfach Essen aufwärmen, wenn die Zeit nicht reicht.

» Servieren Sie Wasser zu den Mahlzeiten, sodass sich die Kinder nicht an Milch satt trinken können. Milch enthält viel versteckten Zucker.

» Verwenden Sie so wenig Zucker und schnelle Kohlenhydrate wie möglich. Süßigkeiten sollte es nur am Samstag (eine alte schwedische Tradition) geben, an keinem anderen Tag. Die Kinder werden es sehr schnell akzeptieren, wenn Sie ihnen erklären, warum das so ist.

» Kinder sollen keine Lightprodukte oder Margarine essen. Sie benötigen die richtigen Fette für ihre Entwicklung. In Lightprodukten sind Zucker und künstliche Zusätze versteckt.

» Belohnen Sie Ihre Kinder nie mit Süßigkeiten.

» Limonade sollten Sie nur zu Festlichkeiten servieren. So selten wie möglich.

» Erhöhen Sie den Verbrauch von natürlichen Fetten, das macht Ihre Kinder satt und hält den Blutzucker stabiler.

» Servieren Sie Nudeln nur nach langer Kochzeit, 12 Minuten oder länger.

» Sauerteigbrot aus Roggen ist besser als Brot aus Hefe und Weizenmehl.

» Führen Sie kein Babymilchpulver ein, wenn Sie abgestillt haben. Babymilchpulver ist keine gute Ernährung für den kleinen Kindermagen. Außerdem enthält es Mengen von Kohlenhydraten, die gerade dann gegessen werden, wenn die Kinder ins Bett gebracht werden. Der Körper muss beginnen, Insulin zu bilden, wenn das Kind zur Ruhe kommen und schlafen soll. Braucht das Kind noch etwas zu essen, dann geben Sie ihm lieber normalen Joghurt oder Eiermilch.

» Lassen Sie die Finger von Vollkornprodukten für Ihre Kinder. Die kleinen Mägen können Vollkorn nur sehr schlecht verdauen.

» Gewöhnen Sie sich an, immer auf die Inhalte zu sehen wenn Sie Lebensmittel kaufen. Seien Sie stets kritisch bei allen Sachen die Sie nicht kennen. Nehmen Sie alles was wenige Inhaltsstoffe hat und keine E-Nummern enthält.

» Vermeiden Sie E621, Mononatriumglutamat, einen Geschmacksverstärker, der in sehr vielen Lebensmitteln enthalten ist, oft in Gewürzmischungen und in Fleisch- und Wurstwaren. Das kann viele unbehagliche Symptome verursachen. Zum Beispiel: Hyperaktivität, Migräne, Übelkeit, verstopfte Nase, Aggressionen, Gedächtnisstörungen, Sodbrennen, Schweißausbrüche, Konzentrationsschwierigkeiten und Druck auf der Brust. Besonders bei Kindern mit einer Diagnose Richtung Überaktivität sollte dies unbedingt vermieden werden. Es hat sich auch gezeigt, dass Glutamat in großen Mengen das Risiko für Übergewicht erhöht.

» Vermeiden Sie die chemischen Farbzusätze: E102, E110, E122, E129 und E140 (das ist kein chemischer Farbzusatz, hat jedoch die gleichen Effekte wie ein chemischer Farbstoff).

Ernährung und Sport

Sport war und ist immer noch ein großer Teil meines Lebens. Heutzutage sind es meistens Golf und Hockey, die meine Zeit einnehmen. Die Ernährung ist ein sehr wichtiger Teil für sportlich aktive Menschen. Die Energie sollte für den Sport, den man ausüben möchte, reichen. Mein ganzes Leben habe ich den Spruch gehört, dass es wichtig sei, Kohlenhydrate für eine große sportliche Aktivität zu tanken, zum Beispiel den Wasalauf (1) oder Lidingölauf (2). Das soll dafür sorgen, dass die Energie für den ganzen Lauf reicht. Mit meinem neuen Wissen und den Erfahrungen, was die Ernährung für die Gesundheit bewirkt, beschloss ich zu testen, wie sich das verhält.

(1) Der Wasalauf (schwedisch Vasaloppet) ist eine der größten Skilanglaufveranstaltungen der Welt und ein Lauf der Worldloppet-Serie. Der Hauptlauf wird jedes Jahr am ersten Wochenende im März zwischen den Orten Sälen und Mora in der schwedischen Landschaft Dalarna auf dem Vasaloppsleden über 90 km in klassischer Technik ausgetragen. (Anmerkung von LCHF Deutschland)

(2) Der Lidingölauf in Schweden ist eines der größtes Outdoor-Ereignisse der Welt. Am letzten Wochenende im September versammeln sich jedes Jahr rund 30.000 Läufer, um Strecken bis zu 30 Kilometer zu bewältigen. (Anmerkung von LCHF Deutschland)

Meine Fragestellung war folgende: Ist es möglich, über eine längere Periode mit maximal 5 g Kohlenhydrate in 100 g Lebensmittel intensiv zu trainieren? Die Energie wird also über Fett und Protein gewonnen.

Über einen Zeitraum von sechs Monaten trainierte ich vier bis fünf Tage in der Woche richtig hart, Krafttraining und ab und an Hockey, Ski fahren, Laufen und einiges mehr. Während dieser Periode aß ich wie gewöhnlich, das soll heißen, Fleisch, Fisch und Eier mit viel Butter und Sahne. Auch aß ich Gemüse, das über der Erde wächst, als Ersatz für Nudeln, Brot, Kartoffeln, Reis und Flocken, die aus Stärke sind.

Die Energie reichte sehr gut und ich fühlte mich nie so, als bräuchte ich einen Teller mit Nudeln, um Kohlenhydrate zu tanken. Es war sogar eher so, dass ich das Gefühl hatte, als könnte ich mehr leisten als früher und auch über eine längere Periode.

Dass zu viele Kohlenhydrate für den Körper schlecht sind, das kann ich definitiv unterschreiben. Nun kann ich auch bezeugen, dass man hervorragend mit Fett und Protein als Energieträger auskommt, auch wenn man hart arbeitet. Kohlenhydrate werden definitiv nicht benötigt.

Nun, eineinhalb Jahr später, versuche ich noch immer intensiv zu trainieren, denn es fühlt sich schön an, so durchtrainiert zu sein. Ich erlebe es nie, dass mein Körper Zucker (Kohlenhydrate) benötigt, um mit dem intensiven Training zurecht zu kommen.

Jennys Informationsbox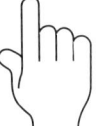
über Ernährung und Sport

Die Voraussetzung ist, dass Training Spaß machen soll. Anders ist das Risiko sehr groß, dass Sie es leid werden und damit aufhören. Den Körper einem Training auszusetzen ist sowohl für die Energie als auch für das Wohlbefinden wichtig. Es liegt in der Natur der Menschen, sich zu bewegen, viel und oft.

Um Gewicht zu verlieren, ist Sport an und für sich nicht notwendig, aber er hält den Körper gesund, stark und vital und deswegen ist es gut, wenn Sie sich angewöhnen, regelmäßig zu trainieren. Sport ist in erster Linie stoffwechsel- und hormonstimulierend. Deswegen ist die Botschaft falsch, dass wir weniger essen und mehr trainieren sollen, um Kalorien zu verbrennen, um abzunehmen. Das Training kann in drei verschiedene Formen eingeteilt werden: Krafttraining, Konditionstraining oder Fettverbrennungstraining.

Krafttraining braucht man, um seine Muskeln zu stärken. Das Training sorgt dafür, den Belastungen des Tages standzuhalten. Bei Büroarbeit beugt es vor, Schmerzen in den Armen und im Nacken zu bekommen. Arbeiten Sie körperlich schwer, beugt Krafttraining Verschleißerscheinungen vor. Krafttraining sorgt auch für eine größere Muskelmasse. Dadurch können Sie leichter das Gewicht halten, weil Muskeln viel Brennstoff benötigen.

Konditionstraining sorgt dafür, dass Sie den Tag besser schaffen. Ihr Konzentrationsvermögen verbessert sich, und Sie sind resistenter gegen Stress und haben mehr Energie.

Das Konditionstraining erhöht das Vermögen Sauerstoff aufzunehmen, was auch dazu führt, dass der Körper mehr Fett verbrennt. Hochintensives Training wie Radfahren, Schwimmen und Laufen in einem hohen Tempo bringt Sie dazu zu schnaufen, da wird es schwer, gleichzeitig zu sprechen.

Fettverbrennungstraining bedeutet, dass Sie sich über einen längeren Zeitraum bewegen müssen, indem Sie ruhig atmen. Das ist leichtintensives Training wie ein Spaziergang, eine Fahrradfahrt zur Arbeit, eine Runde mit dem Staubsauger in einem etwas schnelleren Tempo, Gartenarbeit und vieles mehr. Für die Fettverbrennung benötigt der Körper einen guten Zugang zum Sauerstoff. Dadurch, dass Sie eine gute Kondition haben, kann der Körper mehr Sauerstoff aufnehmen. Dadurch steigern Sie die Fettverbrennung des Körpers.

Um eine optimale Gesundheit zu erlangen, sollten Sie alle drei Trainingsformen einmal in der Woche machen. Es wird empfohlen, zwei bis drei Mal pro Woche zu trainieren, aber auch eine Stunde ist besser als gar nichts.

LCHF auf der Reise

Natürlich wollen wir alle mal Urlaub machen, doch wie funktioniert das mit der Ernährung, wenn wir unterwegs sind? Sollen wir auf Urlaub verzichten, nur weil wir Angst haben, in eine Zuckerfalle zu tappen? Ein französisches Frühstück mit geröstetem Weißbrot und Marmelade als einzige Alternative ist eine echte Zuckerbombe für uns LCHFler. Leider ist es nicht überall so, dass ein englisches Frühstück mit Eiern und Würstchen serviert wird.

Wenn wir in Urlaub fahren, nehmen wir immer FinnCrisp im Handgepäck mit. Jede Scheibe enthält etwa nur 4 Gramm Kohlenhydrate und ist deswegen eine gute Unterlage für dass, was wir essen möchten, nämlich Butter und Käse. Manchmal nehmen wir auch unser selbstgebackenes Brot mit, selbstverständlich ohne Mehl. Aber was machen wir, wenn es keine Butter am Ferienort gibt? Margarine oder andere Lightprodukte möchten wir nicht essen. Wir nehmen immer kleine Butterpakete mit, die wir in einer kleinen Box im Handgepäck verstauen. Ein Tipp: Nehmen Sie immer mal kleine Butterpakete aus dem Restaurant mit, dann können Sie diese in der Not nehmen.

Wenn Sie verreisen, ist es am besten, Sie wählen Restaurants, die Buffet anbieten. Die neue Alternative „All-inclusive" ist natürlich super, sowohl für das Frühstück als auch für Mittag- und Abendessen. Dann muss man nur noch die richtigen Alternativen wählen. Ich bin mir völlig klar darüber, welche Verlockungen vom Nachtisch ausgehen. Manchmal ist es sehr schwer, daran vorbeizugehen, um zum Käse zu gelangen. Aber wenn Sie die Alternative bedenken, also ein Leben mit ständigen Erkrankungen, da wird es leichter, am Nachtisch vorbei zu kommen.

Wenn Sie Halbpension wählen, gibt es eine gute Alternative. Nehmen Sie etwas zum Mittagessen vom Frühstücksbuffet mit. Denn da gibt es meistens reichlich Käse, Schinken und Wurst. Sie müssen nur alles in eine Tupperdose packen. Vergessen Sie nicht die gekochten Eier und etwas Gemüse. Nehmen Sie eine Tupperdose mit auf Reisen, die ist Gold wert.

Eine andere Möglichkeit, sich gegen ungewollte Zuckerbomben zu schützen, ist mit dem Restaurant oder dem Hotel vor der Reise Kontakt aufzunehmen. Erklären Sie ganz einfach, was Sie essen können und was nicht, dann wird man sich darum kümmern. Wenn wir in den Skiurlaub nach Italien fahren, pflegen wir vorher um Eier und Bacon zum Frühstück zu bitten. Wir bitten auch um eine Alternative zu „Secondopiatti" (ein Nudelgericht). Viele fragen uns, wie wir in einem Land wie Italien klar kommen, in dem alle Nudeln essen. Eine gute Idee ist, sich Essen vom Mittagessen des Vortags zu bestellen. Denn es bleibt ja immer etwas übrig und wenn man Halbpension hat, kann es gut sein, dass man so eine Alternative zu den Nudelgerichten hat. Bei unserer letzten Reise aß ich jeden Tag Mittagessen vom Vortag statt Nudeln.

Ein Nudelgericht ist meist sehr klein und ist Teil eines Viergängemenüs. Da ist es leicht, eine Alternative zu bekommen. Bei unserer letzten Reise waren es viele Teilnehmer, die LCHF aßen. Wir werden mehr!

Was macht man bei normalen Restaurantbesuchen? Schließlich möchte man das Restaurant ja nicht hungrig verlassen. Es ist in der Regel leicht, eine Alternative zu Kartoffeln, Nudeln oder Reis zu bekommen. Brot sollte man natürlich auch liegen lassen. Bitten Sie um mehr Salat, gerne auch um gekochtes oder gebratenes Gemüse. Meine Erfahrung ist, bis auf wenige Ausnahmen, dass das wunderbar funktioniert. Das wichtigste ist, dass man zu fragen wagt. Diese Frage zu stellen kann auch die Einleitung einer interessanten Diskussion, um die Bedeutung der Ernährung sein, wenn Sie sich dazu die Zeit nehmen möchten.

Aber es geht nicht nur darum, Kohlenhydrate zu vermeiden. Es ist genauso wichtig, die richtige Menge Fett zu essen. Wie vorhin beschrieben, ist der Trick mit den kleinen Butterpaketen auch auf die Mitnahme von Kokosfett anzuwenden. Kokosfett enthält 92 Prozent gesättigte Fettsäuren und ist somit eine gute Alternative, wenn Sie denken, dass Sie zu wenig Fett gegessen haben. Das Kokosfett können Sie im Internet oder in Reformhäusern kaufen. Meist ist es im Internet preiswerter. Das Kokosfett wird flüssig, wenn die Raumtemperatur 25 Grad überschreitet. Deswegen sollte es in den Kühlschrank, wenn man am Reiseziel angekommen ist. Kokosfett und Avocados enthalten die meisten gesättigten Fettsäuren und gehören zu unseren wichtigsten Lebensmitteln.

Kapitel 8

Krankheiten und Beschwerden

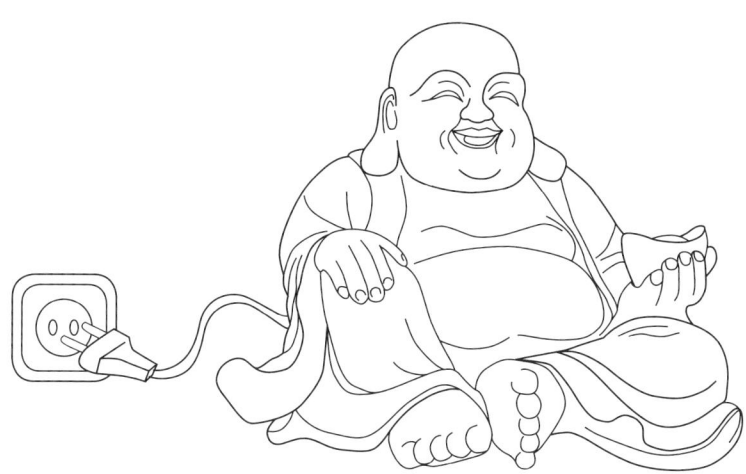

Müdigkeit – Zeichen einer Krankheit?

Viele Menschen erleben eine konstante Müdigkeit. Es gibt auch Menschen, die es als normal empfinden, permanent müde zu sein. Sie kennen es gar nicht mehr anders. Ich habe es 35 Jahre am eigenen Leib erlebt, müder und müder zu werden. Durch die viel zu hohe Zufuhr von Kohlenhydraten war das ein normaler Vorgang. Zum Schluss dachte ich, dass diese Müdigkeit ein Zeichen meines Alters wäre.

Mehr und länger zu schlafen half nicht. Ich war fast noch müder, wenn ich aufwachte. Heute weiß ich es besser! Immer müde zu sein, ist kein natürlicher Teil des Älterwerdens, es kann ein Zeichen einer „Kohlenhydratvergiftung" sein. Wer so eine Vergiftung hat, hat einen zu hohen Zuckergehalt im Blut. Das kann ein Grund für Krankheiten sein, die Ihr Immunsystem nicht mehr voll und ganz abfangen kann.

Eins zog das andere nach sich. In meinem Fall führte das zum Beispiel dazu, dass ich jede Nacht aufstehen musste, um Wasser zu lassen, und mein Urinstrahl war nicht mehr der, der er einmal war. Ist das natürlich beim Älterwerden? Nein, natürlich nicht. Früher, als ich durch die Kohlenhydrate vergiftet war, war ich gezwungen, ein oder zwei Mal nachts auf die Toilette zu gehen. Das brauche ich jetzt nicht mehr und mein Strahl ist so kräftig wie in jungen Jahren. Ist das ein Wunder Gottes? Nein, das ist eine vollständig normale Reaktion, weil mein Immunsystem seine Abwehrkraft zurückbekommen hat. Nun habe ich keinen Überschuss von Zucker mehr im Blut. Habe keine Infektionen mehr im Körper. Meine Immunabwehr schafft es jetzt perfekt, ihre Aufgabe zu meistern.

Wenn Sie zu den Leuten gehören, die beim Aufstehen müder sind als beim Zubettgehen, treffen Sie auf viele Leidensgenossen. Viele Menschen kennen das. Stellen Sie sich mal vor, Sie sitzen auf dem Zuschauerplatz – mitten in Ihrem Körper – und sehen dem Krieg zu, der zwischen Ihrem Abwehrsystem und den attackierenden „Zuckersoldaten" stattfindet. Die Soldaten bekommen die ganze Zeit Verstärkung von immer mehr Kriegern gegen das viel zu schwache Abwehrsystem. Nach so einer Nacht ist es gut zu begreifen, warum Sie müder erwachen als Sie es beim Hinlegen waren. Nehmen Sie also Abstand vom Zucker und diese Beschwerden verschwinden. Wenn Ihr Immunsystem nicht länger unter Hochdruck arbeiten muss, schlafen Sie einfach viel besser.

Ich schlafe jetzt gut und wache meistens sehr ausgeruht auf und fühle mich frisch am Morgen. Nach der Ernährungsumstellung habe ich gemerkt, dass ich weniger Schlaf als früher benötige, um mich munter zu fühlen.

Haben Sie Schmerzen? Tut es Ihnen in den Schultern, dem Nacken, dem Rücken oder sonst wo weh? Schmerzen können sich dahingehend verändern, dass sie als normal angesehen werden. Die Schmerzen gehören einfach zum täglichen Leben und man weiß gar nicht mehr, wie es sich anfühlt, schmerzfrei zu sein. Wenn Sie zu den Menschen gehören, die immer Schmerzen haben, ist es kein Wunder, wenn Sie nachts schlecht schlafen.

Für mich waren Schmerzen so viele Jahre lang normal, dass ich sie als natürlich empfand. Je größer der Schmerz war, umso müder wurde ich. Jedoch konnte ich an nichts anderes denken, was helfen könnte, außer Schmerztabletten. Und mein Arzt dachte auch nur an Tabletten.

Wir müssen lernen, dass Schmerzen ein Symptom und keine Ursache sind. Es ist ja nicht so, dass der Schmerz kommt, nur weil wir älter werden. Doch viele Ärzte erklären es uns so, da sie nicht wissen, wodurch der Schmerz hervorgerufen wird.

Schmerzen entstehen, wenn etwas im Immunsystem falsch läuft. Was schließen Sie daraus? Ja, Schmerz ist ein Symptom, dass irgendwo in unserem Körper eine Entzündung ist. Wie konnte das passieren? Die Entzündung kann durch einen Schlag ausgelöst worden sein, durch eine Muskelzerrung oder durch eine Arbeit in einer unnatürlichen Haltung. Aber warum heilt sich der Körper nicht selbst? Weil das Immunsystem die Selbstheilung nicht schafft. Da dem Körper ständig neuer Brennstoff (Zucker/Glukose) zugeführt wird, schafft die Immunabwehr nicht mehr, dagegen anzukommen.

Natürlich wird man müde, wenn man die ganze Zeit chronische Schmerzen im Körper hat. Meine Schmerzen verschwanden nach vier Monaten mit der neuen Ernährung. Ich war sehr konsequent, um zu sehen, welches Resultat das auf meinen Körper hat. Natürlich habe ich schon mal leichte Schmerzen, wenn ich ein neues Training beginne, doch die chronischen Schmerzen sind weg.

Entzündungen im Körper

Leben Sie mit ständig wiederkehrenden Entzündungen oder haben Sie chronische Schmerzen, die Sie in regelmäßigen Abständen plagen? Haben Sie Schmerzen in den Knochen und frieren Sie an Händen und Füßen? Haben Sie ein Ekzem oder sehr trockene Haut? Haben Sie Probleme mit Pickeln und Akne? Leiden Sie unter einem nervösen Magen? Haben Sie Migräne oder ständig wiederkommende Kopfschmerzen? Leiden Sie an Übergewicht? Haben Sie Probleme beim Wasserlassen? Die Liste ließe sich unendlich fortsetzen. All das sind Probleme, die mit der Ernährung zusammenhängen.

Diese und viele andere Beschwerden sind ein Beispiel dafür, dass es Entzündungen in unserem Körper gibt. Die Immunabwehr schafft es nicht mehr, diese zu verhindern. So entsteht eine Krankheit. Ich glaube, es ist reiner Zufall, welche Beschwerden man bekommt. Ihr Körper versucht Ihnen zu zeigen, dass etwas aus dem Ruder läuft. Sie sollten etwas unternehmen, bevor eine Krankheit ausbricht.

Wir gehen zu einem Arzt und lassen uns etwas gegen die Beschwerden verschreiben. Wir bekommen Antibiotika oder entzündungshemmende Tabletten. Meistens bekommen wir auch Schmerztabletten. Das Merkwürdige ist, dass der Arzt erkennt, dass wir wahrscheinlich entzündliche Prozesse im Körper haben, denn sonst würde er uns ja keine entzündungshemmenden Tabletten aufschreiben. Doch die Ursachen kommen selten oder nie zur Sprache.

Ich bin sicher, dass die Ernährung eine entscheidende Rolle bei verschiedenen Beschwerden und Krankheiten spielt. Zuviel Glukose im Blut verändert das physiologische Gleichgewicht im Körper und begünstigt die Entstehung von Krankheiten. Etwas, das sich zu Beginn vielleicht ganz banal darstellt, kann nicht heilen und bildet somit den Anfang für alle möglichen Erkrankungen ohne Heilungschance. Alle schweren Erkrankungen wie Krebs, Diabetes und Herz- und Gefäßerkrankungen waren oft zu Beginn ganz banal.

Alles könnte so einfach sein, wenn die Ärzte eine Ernährungsempfehlung geben würden. Doch warum passiert das nicht? Das ist eine relevante und einfache Frage, doch die Antwort ist dramatisch. Ärzte und das Gesundheitssystem haben einfach kein Wissen darüber! Sie haben einige Tage etwas über Ernährungswissenschaften gehört, doch insgesamt nur eine Woche in ihrem Studium. Das ist so gut wie nichts. Zumal das, was gelehrt wird, auch noch falsch ist.

Wie kann ich so sicher sein, dass weniger Kohlenhydrate und mehr Fett gut sind, um gesünder zu werden? Ich habe 40 Jahre Erfahrung mit meinem eigenen Körper. Ich bin in den letzten zwei Jahren alle Beschwerden losgeworden, die mich seit meiner Jugend geplagt haben. Und das waren wirklich viele, das versichere ich Ihnen.

Ist es normal, andauernd erkältet zu sein? Viele meinen, es sei ein normaler Zustand, ständig Infektionen zu haben. Viele Familien mit Kindern haben permanent eine Erkältung und Halsschmerzen. Sie erklären es damit, dass es dadurch komme, dass sich die Kinder in der Schule oder in der Tagesstätte anstecken.

Meine Theorie besagt, dass das Niveau der Kohlenhydrate zu hoch und das Niveau der heilenden Fette zu niedrig ist. Dadurch hat die Immunabwehr keine Chance, die Keime abzuwehren. Zum Schluss betrachtet man solche Krankheiten als normal.

Eine moderne Krankheit, an der viele leiden, ist COPD, eine chronisch obstruktive Lungenerkrankung. Viele sagen, dass dies eine Folge von jahrelangem Nikotinmissbrauch sei. Da stimme ich überein, es ist definitiv der Zigarettenrauch, der der Lunge geschadet hat. Aber was ist es, das die COPD in der Lunge unterstützt? Die Krankheit kann ja nicht nur vom Rauch der Zigaretten leben? Eine Entzündung benötigt sehr viel Energie, um zu überleben und diese Energie kommt vom Zucker. Das ist meine Überzeugung. Es ist sehr einfach zu überprüfen, ob diese Theorie stimmt. Probieren Sie es selber über eine längere Zeit, mindestens vier Monate, wenn Sie unter den Beschwerden leiden, die ich gerade beschrieben habe. Nehmen Sie Abstand von den Kohlenhydraten und ersetzen Sie diese durch Fett und Protein. Ich bin überzeugt, Sie werden tolle gesundheitliche Verbesserungen haben.

Kleine Beschwerden können durch die falsche Ernährung zu ernsthaften Erkrankungen werden. Ich möchte an den deutschen Forscher Otto Warburg anknüpfen, der schon 1926 feststellte, dass Krebszellen nicht überleben, wenn sie keine Glukose als Energie bekommen. Selbstverständlich kann auch aus Fett und Protein Glukose gebildet werden, jedoch nicht in den Mengen wie durch Kohlenhydrate. Und es sind genau die Mengen, die entscheidend sind, um eine Entzündung gedeihen zu lassen. Immer noch kann man sehen, dass Krebspatienten Glukoselösungen direkt ins Blut, also intravenös, als Energiezufuhr bekommen. Wir bilden uns ein, dass die Wissenschaft auf einem hohen Niveau steht. Manchmal weiß ich nicht, ob ich lachen oder weinen soll.

Eine sehr häufige Erkrankung für Männer ist die Prostatavergrößerung. Ich selbst erkrankte daran, als ich um die Zwanzig war. Man muss also nicht alt sein, um davon betroffen zu sein. Drei Viertel aller Männer leiden unter Prostatabeschwerden und davon bekommen zwei Drittel Prostatakrebs. Das sind mehr als Frauen, die an Brustkrebs erkranken. Meine Beschwerden verschwanden ganz und gar einige Monate, nachdem ich meine Ernährung umgestellt hatte.

Diejenigen, die schon mal beim Arzt waren und rektal ausgeräumt wurden, damit die Prostata von hinten ertastet werden kann, stimmen bestimmt überein, dass man das nicht noch einmal erleben möchte. Das bereitet furchtbare Schmerzen. Sowohl mein Vater, als auch ich hatten die gleichen Beschwerden. Gibt es eine Alternative? Ja, natürlich gibt es eine, die Ernährungsumstellung. Und wenn Sie Arzt sind und dieses Buch lesen, haben Sie nun eine Alternative zu dem rektalen Ausräumen bekommen. Durch die Ernährungsumstellung verschwinden nicht nur die Prostatabeschwerden, Ihr Körper bekommt auch die Möglichkeit, andere Krankheiten zu heilen. Ich weiß, dass es inzwischen eine Anzahl von Studien in der ganzen Welt gibt, die meine These belegen. Aber im Grunde genommen spielt das gar keine Rolle, denn ich bin ja der lebende Beweis und ich hege keinen Zweifel.

Ich habe wirklich wissentlich alle sogenannten wissenschaftlichen Studien weggelassen, da ich weiß, wie man verschiedene „Fakten" interpretieren kann. Deswegen werden Sie am Ende des Buchs keine Angaben zu Studien und Referenzen finden. An meinem eigenen Körper hingegen erlaube ich keinem mehr etwas zu versuchen, weder den Ärzten, der Pharmazie, der Lebensmittelindustrie noch der Gesundheitsbehörde. Genau so wenig lasse ich mich vom Gesundheitsministerium oder irgendeiner Abnehmindustrie in eine andere Richtung lenken.

Ich habe mit meinem eigenen Körper genug sorgfältige Studien betrieben und Erfahrungen gesammelt, an denen Sie teilhaben können. Nichts kann mich mehr erfreuen, als dass Sie aus meinen Erfahrungen einen Nutzen ziehen.

Jennys Informationsbox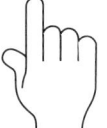
über Entzündungen

Zucker kann Entzündungen anheizen und verschlimmern. Es gibt jedoch noch einen anderen Faktor, der entzündungsfördernd im Körper wirkt, nämlich eine hohe Zufuhr von Omega-6-Fettsäuren.

Sowohl Omega-3 als auch Omega-6 sind lebensnotwendige Fettsäuren, die wir uns mit der Ernährung zuführen sollten. Unser Körper kann sie nicht selbst produzieren.

Man spricht von der Omega-3- und Omega-6-Balance in unserem Körper. Das optimale Verhältnis zwischen diesen liegt bei 1:1. Aber in der heutigen westlichen Welt nehmen wir wesentlich mehr Omega-6- als Omega-3-Fettsäuren zu uns, vor allem durch Fertiggerichte, Margarine und pflanzliche Öle, zum Beispiel Sonnenblumenöl und Maiskeimöl. Die meisten haben ein Verhältnis der Fettsäuren von 1:20 bis 45. Die hohe Zahl steht für Omega-6-Fettsäuren.

Wir wissen, dass ein hoher Anteil Omega-6-Fettsäuren entzündungsfördernd in unserem Körper wirkt. Daher kann man sich denken, dass unser Körper es nicht schafft, einer so hohen Zufuhr von Omega-6-Fettsäuren standzuhalten. Entzündungen werden genährt und zeigen sich in Form von Allergien, Asthma, IDS, Colitis ulcerosa, Morbus Crohn, Rheuma, Knochenschmerzen, Diabetes und anderen Krankheiten.

Wenn Sie den Anteil von Omega-3-Fettsäuren erhöhen, mithilfe von fettem Fisch und Nahrungsergänzungsmitteln in Form von Kapseln oder flüssigen Ölen und gleichzeitig die Zufuhr von Omega-6-Fettsäuren vermindern, bekommt der Körper die Möglichkeit, seine Entzündungen selber zu heilen. Warum? Weil die Omega-3-Fettsäuren eine entzündungshemmende Wirkung haben.

93

Um entzündliche Reaktionen zu verbessern, die sich durch Schmerzen äußern, können Sie auch Hagebutten- und Ingwerpräparate sowie Kokosfett ausprobieren. Alles wirkt entzündungshemmend und kann deswegen effektiv sein. Es ist gut zu wissen, dass diese Präparate keine Nebenwirkungen haben. Deswegen ist es wert, es auszuprobieren!

Das Gehirn und die Kohlenhydrate

Es gibt einen Mythos, der erfolgreich gesät worden ist. Zum Beispiel sagen Diätberater, dass unser Gehirn ohne Kohlenhydrate nicht funktionieren kann. Was genau passieren soll, wenn das Gehirn zu wenig Kohlenhydrate bekommt, ist mir nicht so ganz klar, es muss jedoch etwas ganz Furchtbares sein. Ich warte immer noch darauf, dass mein Gehirn einen Kollaps bekommt, da ich ja, laut Experten, viel zu wenig Kohlenhydrate zu mir nehme.

Ich würde mir wünschen, dass alle Diätberater ihre eigenen Bücher richtig gelesen hätten. Denn darin steht, wenn man dem Körper genug Fett und Protein zuführt, ist die Leber in der Lage, daraus einen Brennstoff für das Gehirn zu bilden. Es benötigt also keine Kohlenhydrate, nur Glukose und Ketonkörper.

Wir haben unseren Energiebedarf in drei Kategorien unterteilt: Fett, Protein und Kohlenhydrate. Unser Körper kann aus diesen drei Kategorien Glukose gewinnen, je nachdem, was ihm zur Verfügung steht. Die Glukose geht zur Ernährung ins Blut und wird dann verbrannt. Kohlenhydrate aus unseren gängigen Lebensmitteln haben ein viel zu hohes Energieniveau in Relation zu unserem Bedarf. Wir nehmen also viel zu viel Energie in unseren Körper auf. Wir benötigen nur einen Bruchteil davon. Was passiert mit dem Rest?

Abhängig davon, wie wir geschaffen sind und was wir verbrauchen, setzt sich der Überschuss an Glukose häufig als Fett in unserem Bauchraum fest. Oder auch als Plaque in unseren Gefäßen, dadurch wird die Zirkulation behindert und alles verengt sich. Wir können insulinresistent werden, sodass wir gar keine Kohlenhydrate mehr vertragen und Diabetes entstehen kann. Wir können Krebs bekommen, da ein ständig zu hohes Glukoseniveau im Körper ein hervorragender Brennstoff für Krebszellen ist.

Ich erinnere mich an meinen Bruder. Vor einigen Jahren bekam er den Bescheid, dass sein Cholesterin viel zu hoch sei. Dass es gefährlich sei, so viel Sport mit diesen hohen Werten zu treiben, meinte der Arzt. Daher bekam mein Bruder den Rat, seine Ernährung umzustellen und vor allem keine Eier mehr zu essen. Nach meiner Meinung endete damit eine gute Sportlerkarriere.

Heutzutage wissen wir, dass ein hohes Cholesterin ungefährlich ist, ein niedriges ist dagegen gefährlich. Es ist der Körper selber, der das Cholesterin reguliert, abhängig davon, wie wir uns fühlen und wie gestresst wir sind. Nur 20 Prozent des Cholesterins beeinflussen wir durch unsere Ernährung, doch das konnte der Arzt meines Bruders vor 40 Jahren noch nicht wissen. Ich wünsche mir nur, dass all diese selbstsicheren Ärzte eine demütigere Haltung gegenüber dem Zusammenhang zwischen Ernährung und Gesundheit hätten.

Vielleicht machen Sie sich jetzt auch Gedanken darüber, mehr Fett und Protein statt Kohlenhydrate zu essen, bevor Sie einer sportlichen Aktivität nachgehen? Vor ein paar Jahren hörte ich von einem Skiläufer, der am Abend vor dem Wasalauf 12 Eier in sich hineingestopft hatte, und das reichte für den ganzen Weg.

Meiner Erfahrung nach brauchen Sie keinerlei Angst davor zu haben, dass sich Ihre sportliche Leistung mit einer Ernährungsumstellung zu LCHF verschlechtert. Ganz im Gegenteil: Sie wird sich verbessern. Der Biathlet Björn Ferry hat das bei der Olympiade bewiesen, indem er die Goldmedaille gewann. Er isst LCHF und ist ein Hochleistungssportler.

LCHF 2:5 – Wenn Infektionen nicht heilen, obwohl wir LCHF essen

Ich glaube, wir sind alle sehr unterschiedlich, auch wenn wir uns in vielen Sachen gleichen. Damit meine ich, dass einige von uns sehr infektionsanfällig sind und dass eine normale LCHF-Ernährung nicht ausreichend ist. Für besonders empfindliche Menschen reichen manchmal schon die Kohlenhydrate aus dem Gemüse, welches über der Erde wächst, um Entzündungen im Körper aufrecht zu erhalten.

Wenn Sie zu den Menschen gehören, bei denen sich nach einigen Monaten LCHF-Ernährung noch Entzündungen im Körper befinden, dann sollten Sie LCHF 2:5 probieren. Das bedeutet, dass Sie an zwei Tagen in der Woche praktisch gar keine Kohlenhydrate zu sich nehmen. Sie können zum Beispiel am Montag und am Donnerstag Nahrung zu sich nehmen, die überhaupt keine Kohlenhydrate enthält. Ist das möglich? Aber ja!

Eier, Bacon, Fleisch, Fisch, Kokosfett und Butter sind zum Beispiel Lebensmittel ohne Kohlenhydrate. Wenn Sie diese Lebensmittel an zwei Tagen in der Woche essen, helfen Sie Ihrem Immunsystem enorm und geben ihm die Chance, sich noch besser um seine Aufgabe kümmern zu können. Infektionen können effektiver bekämpft werden und somit Ihre gesundheitlichen Probleme verbessern. Erreichen Sie mit zwei Tagen in der Woche nicht Ihr Ziel, so probieren Sie aus, ob es Ihnen mit drei oder vier Tagen ohne Kohlenhydrate besser geht.

Jede Entzündung im Körper wird durch zu viele Kohlenhydrate verursacht und erhalten. Hat man seinem Körper viele Jahre lang mit viel zu vielen Kohlenhydraten misshandelt, kann das bedeuten, Infektionen entwickelt zu haben, die nur äußerst schwer heilen. Auch gibt es Menschen, die extrem auf Kohlenhydrate reagieren, also sehr empfindlich sind. Die Immunabwehr kann bei ihnen so sehr geschädigt sein, dass nichts hilft. Dann ist es gut, LCHF 2:5 zu probieren.

Ist es gefährlich, zehn Eier am Tag zu essen?

Eier gehören zu den natürlichsten und gesündesten Lebensmitteln der Welt. Wenn Sie LCHF 2:5 ausprobieren, um Ihr Immunsystem zu stärken, sollten Sie auf jeden Fall Eier essen. Das ist absolut ungefährlich, es ist eher das perfekte Lebensmittel. Ich kenne allerdings Menschen, die gar keine Eier essen, weil sie denken, dass sie gefährlich sind. Ich selbst kann ohne Probleme zehn Eier am Tag essen.

Wenn Sie LCHF 2:5 ausprobieren, um Ihr Immunsystem zu pushen, so sind Eier genial. Sie enthalten Fett und Protein und die meisten Vitamine, die wir benötigen. Außerdem gibt es unendlich viele Möglichkeiten, Eier zuzubereiten. Im hinteren Teil des Buches bekommen Sie einige Anregungen, was Sie an den 2:5-Tagen essen können.

Vergessen Sie die Warnungen in Bezug auf Eier, die Sie sicherlich schon einmal von Ihrem Arzt bekommen haben. Sie sind einfach falsch. Ich selbst esse mindestens sieben Eier am Tag, und das schon seit fünf Jahren. Alle entzündlichen Erkrankungen, die ich hatte, sind verschwunden und nie wiedergekommen. Viele Menschen haben mir auf meinem Blog von ihren fantastischen gesundheitlichen Verbesserungen mit der LCHF-Ernährung berichtet. Es gibt wirklich keinen Anlass für irgendwelche Warnungen.

Auch schwere Krankheiten können sich verbessern!

Zum Beispiel ist es schwer, entzündliche Krankheiten wie Multiple Sklerose, Parkinson, starke Darmentzündungen zu therapieren. Hier kann LCHF 2:5 eine ideale Möglichkeit sein, um das Immunsystem zu verbessern und somit die Krankheit positiv zu beeinflussen. Denn das ist genau das, worum es geht, ein gut funktionierendes Immunsystem zu haben. Auf Dauer ist es unmöglich, mit einem nicht funktionierenden Immunsystem fertig zu werden, auch nicht mit chemischen Medikamenten. Diese helfen vielleicht für kurze Zeit, doch keinesfalls auf Dauer, denn sie bekämpfen nur Symptome.

Unser Gesundheitssystem begründet sich nicht auf Ursachenforschung

Man kann sich mit Fug und Recht fragen, warum das bestehende Gesundheitssystem keine funktionierende Ernährung empfiehlt. Inzwischen gibt es schließlich mehrere tausend Menschen, die lebende Beweise für die gesundheitlichen Verbesserungen allein durch eine Ernährungsumstellung dokumentieren. Die Antwort auf diese Frage ist leider weder für das Gesundheitssystem noch für die Politiker schmeichelhaft.

Seit langem wird unser Gesundheitssystem von den Pharmafirmen unterstützt. Diese erlangen durch ihre chemischen Präparate unvorstellbar hohe Gewinne. Diese Medikamente haben nur den Zweck, die Symptome für eine gewisse Zeit zu unterdrücken. Wir stecken fest in einem Sumpf von Medikamenten, die von den offiziellen Stellen für gut befunden worden sind und man macht sich keine Mühe, Alternativen zu finden.

In der chemischen Welt der Arzneimittel, die aus vielen schönen lateinischen Worten besteht, wagen es die Politiker nicht, sich Gehör zu verschaffen. So können die Vertreter der Pharmafirmen schalten und walten, wie es ihnen gefällt und so ganz nebenbei überzeugen sie die Ärzte davon, die neuen chemischen Pillen zu verschreiben.

Es gibt so gut wie keine Forschungen, die es wert wären genannt zu werden, die sich mit dem Thema entzündliche Erkrankungen und dem Einfluss der Ernährung beschäftigt haben und inwieweit das unserem Immunsystem schaden kann. Meiner Meinung nach wird somit den wirklichen Ursachen der entzündlichen Erkrankungen keine Beachtung geschenkt. Laut der WHO gibt es inzwischen viele Länder, die sich diese neue Entwicklung innerhalb des Gesundheitssystems gar nicht leisten können. Sie wissen nicht, wie sie der Flut von entzündlichen Erkrankungen wie Diabetes, Herz- und Gefäßerkrankungen und Krebs begegnen sollen.

Wahlfreiheit

Alle Menschen, die in einer Demokratie leben, haben den großen Vorteil, dass sie frei wählen dürfen. Wir werden nicht gezwungen, den Halbgöttern in weiß zuzuhören. Wir können selbst entscheiden und die Konsequenzen tragen. Wir können selbst wählen, was wir essen, uns mehr über entzündliche Erkrankungen und die Auswirkungen von Kohlenhydraten in unserer Ernährung informieren.

Dieses Buch „Gesund durch die richtige Ernährung" ist als Informationsbuch gedacht, das Ihnen die Möglichkeit geben soll, sich von entzündlichen Erkrankungen zu heilen oder diesen vorzubeugen.

Kapitel 9

Wie geht es weiter?

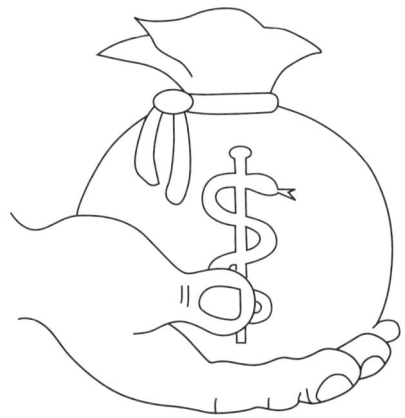 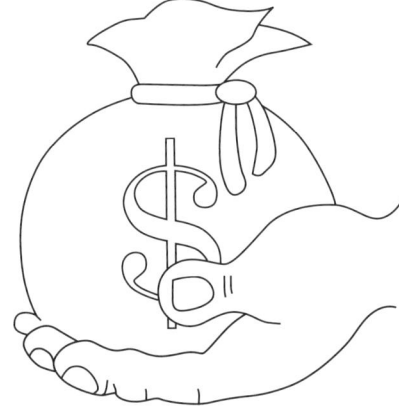

Was kostet es, gesund zu werden?

Wie hoch ist der Preis, um gesund zu werden? Oder ich formuliere die Frage besser so: Auf was sind Sie bereit zu verzichten, um gesund zu werden? Wenn Sie an einer metabolischen Erkrankung leiden, sollten Sie maximal 5 Gramm Kohlenhydrate pro 100 Gramm Nahrungsmittel am Tag zu sich nehmen.

Den meisten Menschen ist ein gesundes Leben mehr wert als alles andere. Das Knifflige ist, zu wissen, wie es ist, wenn man gesund ist. War man lange krank, so kann diese Krankheit als normal betrachtet werden. Ich selbst verstehe erst jetzt, da ich widerstandsfähig gegen Erkältungen und grippale Infekte geworden bin, wie sich Gesundheit anfühlt.

Was sagen Sie, wenn Sie weder Süßigkeiten, noch Chips, Nudeln, Kartoffeln, Reis und Brot essen sollen, keine Limonade trinken dürfen und die Frühstücksflocken tabu sind? Wollen Sie immer noch gesund werden?

Sie müssen nicht verzweifeln, denn der Geschmack verändert sich, wenn Sie keine Süßigkeiten mehr essen. Dass, was früher für mich süß und wohlschmeckend war, ist jetzt nahezu ungenießbar und manches löst fast einen Brechreiz aus. Ab und an teste ich meinen Geschmackssinn im Lebensmittelgeschäft, wenn jemand Weintrauben als Geschmacksprobe anbietet. Die Weintrauben sind meiner Meinung nach oft eklig süß. Jetzt empfinde ich die weiße Grapefruit als eine süße Frucht. Früher habe ich Grapefruits immer zuckern müssen, um sie überhaupt essen zu können.

Ich erlebe für mich, dass eine extreme Süße ein wichtiges Warnsignal ist: „Das kann gefährlich für den Körper sein." Viele von uns haben diese Warnfunktion verloren. Heutzutage funktioniert extrem Süßes eher als Belohnungssystem.

Die Süße ruft Abhängigkeit hervor. Das sollten Sie wissen. Wenn Sie an einer metabolischen Erkrankung leiden, sind Sie sehr wahrscheinlich zucker- und kohlenhydratsüchtig. Das sollten Sie ernst nehmen, denn die Abhängigkeit ist vielleicht stärker, als Sie es auch nur ahnen. Ich habe ab und an noch immer dieses Gefühl, unbedingt etwas Süßes essen zu müssen. Doch nun nehme ich statt Süßigkeiten ein paar gesunde Nüsse und gute Beeren zu mir.

Ich glaube, ich werde den Rest meines Lebens als „trockener Zuckersüchtiger" leben. Das muss man nur erkennen. Mir ist jetzt klar: Ich vertrage keinen Zucker.

So, sind Sie bereit, von Kohlenhydraten Abstand zu nehmen? Ich kann die Frage auch noch einmal anders formulieren: Was machen Sie mit Ihrem neuen, gesunden Leben? Sind Sie bereit, das neue Leben zu leben, jetzt, da es Ihnen zurückgegeben werden kann?

Manchmal bekomme ich die Frage gestellt, ob es nicht sehr teuer ist, von Fett und Protein zu leben und keine Nudeln und Kartoffeln, kein Brot oder keinen Reis mehr zu essen. „Nein", pflege ich zu sagen, „es wird nicht teurer". Auf jeden Fall nicht, wenn Sie alle Kosten zusammenrechnen, die mit einem zu hohen Konsum von Kohlenhydraten entstehen. Denken Sie mal an die vielen Tage, an denen Sie krank waren und die Kosten für Arzneimittel. Denken Sie mal darüber nach, wie viel Geld Sie sparen, wenn Sie keine Süßigkeiten mehr kaufen, kein Eis, keine Limonade und keine Chips.

Weißkohl, zum Beispiel, ist ein sehr gesundes Gemüse. Als ich zuletzt nach dem Preis sah, kostete er sechs Kronen (ungefähr 69 Cent, Anmerkung von LCHF Deutschland). Billiger als Kartoffeln und auf jeden Fall billiger als Nudeln. Wussten Sie schon, dass Sie Weißkohlnudeln machen können? Teilen Sie den Weißkohl in der Mitte. Schneiden Sie dünne Streifen und legen Sie diese in kochendes Wasser. Etwas salzen und fünf Minuten kochen lassen. Mit einer würzigen Fleischsoße servieren. Lecker!

Aber zurück zu der Frage, ist das den Preis wert? In meinen Ohren klingt diese Frage ziemlich dumm. Natürlich ist es das. Heute habe ich eine ganz andere Lebensqualität als früher. Aber ich sitze hier, mit einem Fazit in der Hand, was Sie natürlich noch nicht haben. Und das ist ein großer Unterschied.

Das Schwierigere ist, es zu wagen, gegen den Strom zu schwimmen. Gegen die etablierten Ratschläge des Gesundheitssystems zu handeln, denn das sind ganz andere Ratschläge, als ich sie hier gebe. Außerdem bekommen Sie im alten System Medizin. Kleine Tabletten gegen die Symptome Ihrer Beschwerden, doch helfen sie gegen die Ursache Ihrer Erkrankung?

Wenn Sie nicht krank sind, sondern nur Krankheiten vorbeugen möchten, ist das einen Preis wert? Ja, die Frage stellt sich Ihnen vielleicht nie. Vielleicht gehören Sie zu den zwanzig Prozent der Bevölkerung, die nie an einer metabolischen Erkrankung leiden werden. Sie haben also eine Chance von 1 zu 5. So ist es vielleicht völlig unnötig, Abstand von all diesen süßen Sachen zu nehmen. Aber auf der anderen Seite, eine Chance von 1 zu 5 ist wie russisches Roulett zu spielen.

Wir benötigen mehr Forschung

Ich bin davon überzeugt, dass viele entzündliche Erkrankungen wie Krebs, Diabetes, Herz- und Gefäßerkrankungen und eine Menge anderer Krankheiten in Zusammenhang stehen. Der Zusammenhang hat mit dem Lebensstil zu tun, zu allererst mit der Ernährung, die den wichtigsten Faktor darstellt. Unser Überkonsum an Zucker (Kohlenhydrate) und der Mangel an dem richtigen Fett in der Ernährung schürt entzündliche Erkrankungen. Die Forschung sollte diese Zusammenhänge sehen, um die richtigen Fragen stellen zu können. Oder ist es so, dass der Wald vor lauter Bäume nicht gesehen wird?

Herz- und Gefäßerkrankungen

Wie ich es verstehe, bilden die Herz- und Gefäßerkrankungen den größten Kostenfaktor in Schweden. Nach der Herz-Lungenstiftung sind die Herz- und Gefäßerkrankungen die Gruppe von Krankheiten, die die meisten Opfer in Schweden fordern. 12 Prozent der Bevölkerung, über eine Million, leiden an Herz- und Gefäßerkrankungen, 41 Prozent davon sterben daran.

Jedes Jahr bekommen mehr als 36.000 Schweden einen Herzinfarkt und mehr als 10.000 sterben daran. Obwohl die Zahl der Todesopfer durch Herzinfarkt sinkt, ist es die am weitesten verbreitete Todesursache in Schweden, sowohl bei den Männern als auch bei den Frauen. 12 Prozent von denen, die einen Herzinfarkt erleiden, genauer gesagt 4500 Personen, bekommen einen weiteren Infarkt innerhalb eines Jahres.

„Schweden benötigt ein nationales Konzept, um Herz- und Gefäßerkrankungen und die daraus resultierenden Todesfälle zu vermindern. Durch gesammelte und gut durchdachte Maßnahmen in der prophylaktischen Arbeit, Pflege und Forschung sollten mehr Menschen länger mit einem gesunden Herzen leben können." So schreibt die Herz-Lungenstiftung als Schlusssatz auf ihrer Homepage. Da kann ich nur zustimmen. Meine Gedanken für diese neue Forschung möchte ich so formulieren: Lassen Sie Tabletten in die zweite Reihe rutschen, spezialisieren Sie sich auf die Ursachen der Krankheiten. Fangen Sie mit einer seriösen Grundlagenforschung darüber, wie die Ernährung die Gesundheit beeinflusst, an.

Wagen Sie es, die Ernährungsprobleme neu zu beleuchten. Warum nicht davon ausgehen, dass Fett gut für die Gesundheit ist und Kohlenhydrate schlecht. Ist es das Fett oder sind es Entzündungen, die Probleme in unserem Herzen und in den Gefäßen verursachen? Wenn es Entzündungen sind, wie sollen sie behandelt werden? Wie wichtig ist die richtige Ernährungsberatung für unsere Gesundheit? Forschen Sie nach prophylaktischer Gesundheitspflege.

Krebs

Laut Krebsstiftung werden ungefähr „70 Prozent aller Krebserkrankungen in Schweden von verschiedenen Lebensstilen beeinflusst. Ob wir rauchen, was wir essen, wie viel Sonne wir abbekommen und so weiter hat eine große Bedeutung für das Risiko, eine Krebserkrankung zu entwickeln. In den einzelnen Fällen kann es sehr schwer sein, meistens ist es sogar unmöglich, zu sagen, warum man erkrankt".

„Rauchen ist der einzige Risikofaktor, der Antwort für viele Krebserkrankungen gibt. Vor allem erhöht es die Risiken für Lungenkrebs, aber auch das Risiko für viele andere Krebstypen, zum Beispiel in der Speiseröhre, den Harnwegen und in der Bauchspeicheldrüse." So schreibt die Krebsstiftung auf ihrer Seite. Und weiter: „Viele Forscher sind der Meinung, dass die Nahrung, die wir zu uns nehmen, einer der wichtigsten Gründe ist, dass wir Krebs bekommen. Es ist bekannt, dass Menschen, die in mehreren Ländern leben und die jeweiligen Ernährungseigenschaften angenommen haben, auch an verschiedenen Krebsarten erkranken."

Wenn es stimmt, dass der Lebensstil und die Ernährung die zwei hervorstechenden Merkmale sind, um an Krebs zu erkranken, warum nehmen die Forscher dann nicht die alte Forschung des Nobelpreisträgers Otto Warburg wieder auf? Er beschrieb schon 1926, wie sich die Krebszellen von Glukose ernähren. Er stellte fest, dass Krebszellen ohne Glukose (Zucker) nicht überleben.

Heute bekommen Krebskranke während der Krebstherapie Infusionen, die Glukose enthalten. Warum? Ich schlage neue Forschungen in folgenden Bereichen vor: Wie beeinflusst Glukose (Zucker) gesunde und kranke Zellen? Nehmen Sie die Forschung von Otto Warburg wieder auf! Beginnen Sie mit einer unvoreingenommenen Forschung des Einflusses der Ernährung. Wagen Sie es, sich den Problemen zuzuwenden. Ist Krebs eine Erkrankung von Menschen, bei denen man zu viel Zucker im Körper findet?

Diabetes

Diabetes ist die Krankheit, die ich selbst habe, besser gesagt hatte. Ich habe anfangs keine Erklärung bekommen, ob ich Typ-1 oder Typ-2-Diabetes, also den Altersdiabetes hatte. Erst später erfuhr ich, dass die Diagnose Typ-2 lautete.

Wir Diabetiker bekommen von den Ärzten den Rat, mehr Sport zu treiben. Früher, bevor es die moderne westliche Ernährung gab, war es schwer, einen Diabetiker zu finden. Wenn diese Zahlen stimmen, gibt es jetzt ungefähr eine Million Diabetiker in Schweden (Schweden hat 9,3 Millionen Einwohner, Anmerkung von LCHF Deutschland). Wenn Sie auch dazu gehören und nun dieses Buch gelesen haben, werden Sie vielleicht etwas schwermütig. Doch nun wissen Sie, dass es möglich ist, Hilfe zu bekommen.

Trotz hunderten von Studien, wissenschaftlicher Beweise und tausenden Erfahrungen von Menschen, die gesund geworden sind, nur weil Sie Ihre Ernährung in Richtung LCHF umgestellt haben, beharren unsere etablierten Behörden darauf, Diabetikern zu raten, Kohlenhydrate zu essen und vor den wichtigen gesättigten Fetten, die uns gesund machen, zu warnen. Wie hängt das zusammen? Sie landen also im „natürlichen Krankheitsverlauf", der bei Diabetes völlig normal ist. Und Sie werden kränker und kränker, trotz der Medikamente.

Meine These besagt, dass Diabetes der auslösende Faktor ist, wenn etwas im Körper passiert, das unsere Immunabwehr nicht zu heilen schafft. Natürlich könnte auch eine andere entzündungsbedingte Krankheit ausbrechen. Es ist also nicht der Diabetes als solches, der so wichtig ist. Das Interessante ist, warum sind wir so anfällig für Krankheiten? (Ich habe ja schon geschrieben, wie viele Krankheiten ich losgeworden bin, besonders Diabetes).

Wenn Ernährung und die Lebensumstände eine der wichtigsten Ursachen für Krebs sind, ist sie es für Diabetes in noch einem größeren Ausmaß. Natürlich beeinflussen Ihre Gene, dass Sie leichter erkranken, das ist jedoch nicht dasselbe. Es wäre interessant, wenn die Forschung beginnen würde, diesen Zusammenhang zu untersuchen. Hier folgen nun Betrachtungsweisen:

1. Beginnen Sie neue Forschungen über das Vorkommen von entzündlichen Erkrankungen.

2. Beginnen Sie neue Forschungen, wie die Ernährung das Auftreten entzündlicher Erkrankungen beeinflusst.

3. Erforschen Sie Verhaltensweisen, um Diabetes vorzubeugen.

Kapitel 10

Wochenmenü und Rezepte

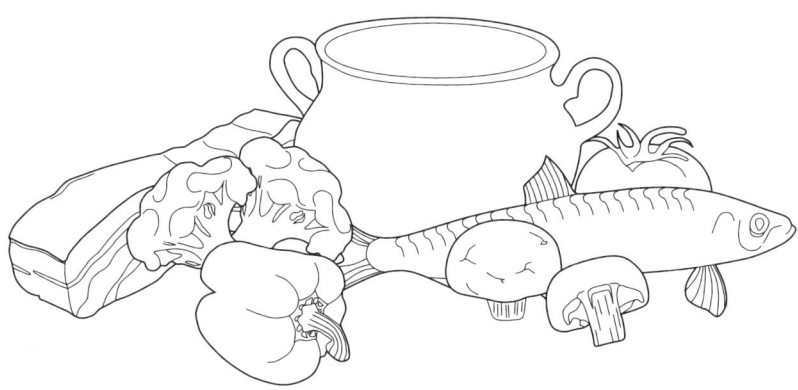

Den Fettgehalt erhöhen

Nun haben Sie fast das ganze Buch gelesen. Sind Ihre Energiereserven jetzt erschöpft?

Hier folgen einige handfeste Tipps, die Sie anwenden können, wenn Sie meinen, dass Sie einen Energieschub benötigen. Oder denken Sie gar, dass Sie Zucker benötigen? Nun heißt es anders zu denken als früher. Wenn die Energie schwindet, benötigen Sie mehr Fett, nicht mehr Kohlenhydrate.

Himbeer-Kokosöl-Drink

Ein richtiger Energieschub für den Körper. Geben Sie mehrere Löffel Kokosfett in einen Topf, dazu gefrorene Himbeeren, so dass der Boden bedeckt ist. Mischen Sie gerne ein paar Kokosflocken darunter. Bei niedriger Wärme erhitzen und die ganze Zeit rühren, damit die Himbeeren mit dem Kokosfett vermischt werden. Nach fünf Minuten ist der Drink fertig. In ein Glas füllen und mit dem Löffel essen.

Nach meiner Meinung ist das hier der absolut nahrhafteste Drink. Wie wir vorher schon herausgefunden haben, ist es manchmal schwer, ausreichend Fett zu sich zu nehmen. Vermischt mit Himbeeren ist es beides: gut und nahrhaft. Ich merke, wie mein Körper positiv auf dieses Getränk reagiert und ich weiß auch, dass mein Körper genug gutes Fett bekommt. Ganze 92 Prozent gesättigtes Fett. Sorgen Sie dafür, dass Sie immer Kokosfett im Haus haben. Sie können es im Internet bestellen oder in gut sortierten Bioläden kaufen.

Gekochte Eier, Butter und Makrelenfilets

Drei Eier sechs Minuten in Wasser kochen. Schälen und in eine Schale legen. Die Eier können auch weich gekocht sein. Butterscheiben mit dem Käsehobel hobeln und mit den Eiern vermischen. Salzen. Eine Dose Makrelenfilet öffnen und den Inhalt dazu geben und verrühren. Sehr gut auf FinnCrisp oder auf selbst gebackenem Brot. Man kann es aber auch direkt aus der Schüssel essen. Hier bekommt man Fett von der Butter, den Eiern und den Makrelenfilets. Thunfisch geht auch sehr gut. Optimaler Energiespender vor dem Sport.

Butter und Käse

Eine dickere Scheibe Käse mit Butter belegen. Die Butter gerne mit dem Käsehobel schneiden und auf den Käse legen. Das ist ein schneller Energiekick, ohne den Blutzuckerspiegel zu erhöhen.

Wenn das Verlangen nach Zucker einsetzt, bedarf es handfester Tipps. Das muss ernst genommen werden. Hier sind einige nützliche Vorschläge, wie man die Zuckersucht lindern kann.

Himbeeren mit Schlagsahne

Wieder Himbeeren! Oder andere Beeren wie Blaubeeren. Ich selbst nehme meistens Himbeeren, weil sie am besten sind und wenig Kohlenhydrate haben. Nehmen Sie einen tiefen Teller und füllen Sie den Boden mit gefrorenen Himbeeren. In der Mikrowelle auftauen. In der Zwischenzeit 100 bis 200 ml Sahne schlagen. Die Himbeeren können ein bisschen warm sein. In die Sahne gießen und sofort genießen. Enorm nahrhaft und es lindert die teuflische Zuckersucht.

Nüsse

Sorgen Sie dafür, dass Sie immer verschiedene Sorten Nüsse im Haus haben. Das können Haselnüsse, Mandeln, Paranüsse oder Walnüsse sein. Diese Nüsse beinhalten viel Fett und sind sehr effektiv, um die Zuckersucht einzudämmen.

Schokolade mit 86 Prozent Kakaoanteil

Diese Schokolade können Sie essen, wenn die Zuckersucht nicht nachlässt. Wenn man eine Schokolade auf einmal isst, steigt das Zuckerniveau zu hoch. Nehmen Sie deshalb nur ein paar Stückchen. Ein bis zwei Stückchen zum Kaffee sind sehr gut.

Grapefruit

Dies ist eine Frucht, die ich esse. Bei den meisten anderen Früchten wie Apfelsinen, Äpfel oder Bananen ist der Fruchtzuckergehalt zu hoch. Nach einiger Zeit Zuckerabstinenz schmeckt mir die Grapefruit süß. Ich teile sie und esse sie in kleinen Stückchen. Das erinnert mich an eine Schale Süßigkeiten und es gibt mir das Gefühl, dass der Zuckerheißhunger weniger wird.

Power-Smoothies

Ein klarer Favorit. Gutes Fett und viele Vitamine. Schmeckt wie Eis.

<u>Für zwei Personen:</u> Eine reife Avocado ohne Stein, 2 Eier, 150 g gefrorene Himbeeren, 300 g Joghurt mit hohem Fettgehalt, 2 Esslöffel Kokosflocken. Die Avocado, die Eier, die gefrorenen Himbeeren, den Joghurt und die Kokosflocken mixen. In ein Glas oder eine Schale füllen. Sehr gut.

Himbeeren, Blaubeeren, Brombeeren, Preiselbeeren oder andere Beeren beinhalten wenig Kohlenhydrate und Fruchtzucker. Deshalb sollten sie immer im Haus sein. Für kleine Snacks, Frühstück, Abendessen oder Zwischenmahlzeiten. Beeren sind eine ausgezeichnete Basis für Smoothies. Sie werden auch von Kindern als Alternative zu den Zuckerbomben Eis, Saft und zuckerhaltigen Getränken sehr geschätzt.

Planen Sie Ihre Mahlzeiten

Der Hintergedanke der Speisepläne ist, dass Sie Hilfe und Unterstützung bei der Planung und Zubereitung Ihrer Mahlzeiten erhalten. Sie bekommen ein Gefühl dafür, sich satt zu essen, ohne über Kalorien nachzudenken. Der Anteil an Kohlenhydraten in der Essensliste ist zwischen 5 und 10 Gramm pro 100 Gramm. Das ist wichtig, denn ein höherer Anteil Kohlenhydrate macht uns dick und krank. Vergessen Sie den Begriff Kalorien. Die Menge der Kalorien ist unwichtig. Wenn Sie meine Wochenvorschläge wählen, so legen Sie den Grundstein zu einer fitteren und gesünderen Zukunft mit einer besseren Lebensqualität.

Mats' Wochenpläne sind mehr für Erwachsene geeignet und für diejenigen, die wirklich ihr Leben verändern möchten. Hier finden Sie auch Beispiele und Vorschläge für Frühstücks- und Mittagsmahlzeiten.

Jennys Wochenpläne sind mehr für Kinder und Familien geeignet und beinhalten deshalb mehr Kohlenhydrate für Kinder.

Kommentare zu Mats' Wochenplänen

Starten Sie Ihren ersten Tag in ein gesünderes Leben mit drei gekochten Eiern. Eier sind nämlich unser wichtigstes und nährstoffreichstes Lebensmittel. Sie können so viele essen, wie Sie mögen. Hier gibt es nichts gefährliches, nur nützliches Protein und Fett und eine Reihe verschiedener Vitamine, die Ihr Körper benötigt. Eier enthalten keine Kohlenhydrate, die den Blutzucker erhöhen. Eier waren schon immer eine Basisnahrung für die Menschen.

Sie haben vielleicht gelesen, dass Eier das Cholesterin erhöhen und dadurch das Risiko für Herz- und Gefäßerkrankungen erhöhen sollen. Neuere Forschungen beweisen, dass das falsch ist. Unser Körper produziert 80 Prozent des benötigten Blutfetts selbst und nur 20 Prozent kommen aus der Nahrung. Der bekannte Cholesterinforscher und Arzt Uffe Ravnskov argumentiert seit vielen Jahren, dass hohes Cholesterin nicht gefährlich ist. Ganz im Gegenteil, etwas höheres Cholesterin ist nützlich. Nun denken Sie vielleicht, oh Gott, plötzlich ist ein hohes Cholesterin gesund? Wem kann ich glauben? Da antworte ich: Glauben Sie an sich selbst, wie ich es getan habe.

Viele meinen, dass Diabetiker keine Eier essen sollen, wegen des Risikos für Herz- und Gefäßerkrankungen. Ich kann allerdings sagen, das ist falsch! Als ich meinen Diabetes mit Hilfe der Ernährung geheilt habe, habe ich zwei bis fünf Eier am Tag gegessen. Meine Werte waren nie besser als jetzt und ich habe mich nie wohler gefühlt in meinem 57-jährigen Leben. Sicherlich ist mein Cholesterin etwas erhöht gewesen, aber wer bestimmt, was hoch oder niedrig ist? Der Körper justiert sich selbst, wenn die Leber das Hormon Cholesterin produziert.

Meiner Meinung nach profitieren gewisse Medikamentenhersteller nicht von dieser Wahrheit. Sie haben wirklich Rekordverkaufszahlen von Statinen, die das Blutfett, das Cholesterin, senken sollen.

Ich habe gelesen, dass beinahe jeder dritte Schwede über fünfundfünfzig vom Arzt verschriebene Statine einnimmt. Es gibt nichts Nützliches an dieser Arznei und auch keinen Grund, diese Tabletten zu nehmen. Im Jahr 2005 verkaufte Atorvastation Liptor, eins von vielen Statinen, für 90 Milliarden Schwedische Kronen (Etwa 7,6 Milliarden Euro, Anmerkung von LCHF Deutschland). Stellen Sie sich vor, welchen Loyalitätskonflikt die Ärzte hätten und was geschehen würde, wenn sie aufhören würden diese Cholesterin senkenden Medikamente zu verschreiben.

Also, Eier sind unser vielleicht nahrhaftestes Lebensmittel und definitiv ungefährlich.

Frühstück

Ich empfehle fetten Joghurt mit Himbeeren, ergänzt mit Samen und Nüssen. Nehmen Sie immer die fettesten Milchprodukte. Ich kann keine Milch mehr trinken. Davon bekomme ich schlechten Atem und einen Metallgeschmack im Mund. Dagegen fühle ich mich gut mit Sahne, Creme fraiche und anderen fetten Milchprodukten. Himbeeren enthalten viele Antioxidantien und schmecken süß, ohne viel Zucker zu beinhalten. Es sind nur 5 g Kohlenhydrate per 100 g in Himbeeren. Auch andere Beeren wie Blaubeeren, Brombeeren, Preiselbeeren und Johannisbeeren sind sehr nahrhaft. Man muss sie nur in der Saison pflücken und die Kühltruhe damit füllen. Es gibt sie aber das ganze Jahr über in den Gefriertruhen der Lebensmittelgeschäfte.

Die tägliche Energieaufnahme sollte etwa 70 Prozent Fett, 10 Prozent Kohlenhydrate und 20 Prozent Protein enthalten. Mir ist bewusst, dass das bei den heutigen Gewohnheiten und Lebensmittelinhalten schwer ist. Wir haben nach der jahrelangen Propaganda Angst vor Fett. Insbesondere die großen Lebensmittelkonzerne unterstützen diese Fettangst. Wenn Sie Probleme haben, ausreichende Fettmengen zu essen, dann benötigen Sie einige Tipps. Kokosfett ist sehr sättigend und sehr nützlich.

Ich nehme jeden Morgen einen Esslöffel Kokosfett, um mich auf das richtige Fettniveau zu bringen. Es ist auch sehr gut, Kokosfett in Tee oder Kaffee zu rühren, wenn man es nicht pur essen mag. Mein Frühstück besteht manchmal aus zwei Scheiben FinnCrip. Soll ich jetzt Brot essen, denken Sie. Fakt ist, dass die Scheiben nur eine Funktion haben, nämlich als Unterlage für viel Butter und Käse zu dienen. Jede Scheibe FinnCrisp hat nur knapp 4 Gramm Kohlenhydrate, aber per 100 Gramm sind das über 60 Gramm Kohlenhydrate. Deshalb ist es nicht ratsam, zu viele Scheiben zu essen. Sie können ja auch Ihr eigenes Brot backen. Sesambrot dauert nur zehn Minuten und davon ist es acht Minuten im Ofen. Das Rezept finden Sie unter Frühstück am Montag.

Mittag- und Abendessen

Sie glauben vielleicht, dass es unmöglich ist, ein Tagesgericht in der Kantine oder in einem Restaurant zu bestellen, wenn Sie nach LCHF leben möchten. Doch das ist nicht so schwer. Normalerweise werden ein Fisch- und ein Fleischgericht angeboten. Das Problem ist, wie Sie ohne Nudeln, Reis oder Kartoffeln satt werden. Wählen Sie ein Restaurant mit einem großen Salatbuffet, nehmen Sie Salat zum Fisch oder Fleisch. Viele Restaurants bieten auch gekochte Eier oder gebratenes Gemüse an, so dass Sie satt werden. Am besten wählen Sie ein Buffetrestaurant aus, da können Sie frei wählen, was Ihnen passt. Geben Sie gerne einen dicken Klecks Butter auf den Fisch oder das Fleisch.

Gekochter Dorsch mit Eiersoße ist ein Klassiker. Doch wie kann man ihn ohne Kartoffeln bewältigen? Denken Sie einfach, wie viele gute Sachen Sie jetzt essen dürfen, lenken Sie Ihre Gedanken darauf. Zum Beispiel Blumenkohlmus, es schmeckt besser als Kartoffelpüree. Es ist einfacher zuzubereiten, als Sie denken. Das Rezept finden Sie unter Abendessen am Montag.

Ich kann Ihnen nicht die Pizza vorenthalten. Zu Beginn meiner neuen Ernährung dachte ich, dass ich von Pizza für den Rest meines Lebens Abstand nehmen müsste. Ich habe Pizza immer sehr geliebt. Zum Glück kann Pizza auch ohne die kohlenhydratreichen Mehle zubereitet werden. Sehen Sie das Rezept unter Abendessen am Samstag.

Mats' Essensplan für ein etwas strengeres LCHF

Montag

Frühstück

3 gekochte Eier, Kaffee oder Tee, fetter Joghurt mit Himbeeren, 2 FinnCrisp mit dick Butter und Käse. Eine bessere Alternative zu FinnCrisp ist selbst gebackenes Brot, beispielsweise Sesambrot, das in 10 Minuten fertig ist.

Sesambrot:

3 Eier, 120 g Sesamsamen, 1 Esslöffel Flohsamenschalen, 1 Teelöffel Backpulver, 1 Prise Salz, etwas Cumin und alles mit 80 g geriebenen Käse vermischen. Den Teig auf ein mit Backpapier ausgelegtes Backblech verstreichen. Nehmen Sie einen Spachtel, dann geht es leichter. Den Backofen auf 175 Grad vorheizen. Ungefähr 15 Minuten backen, bis das Brot hellbraun ist. In Stücke schneiden und direkt servieren. Super gut! Es hat beinahe keine Kohlenhydrate und Sie haben ein gutes Butterbrot zum Kaffee. Das Brot ist frisch am besten oder Sie backen es später für 20 Sekunden in der Mikrowelle auf.

Mittagessen

Ein Tagesgericht mit gekochtem oder gebratenem Gemüse oder Salat. Kommentar: Ob Sie draußen oder in der Kantine essen, bitten Sie um gekochtes oder gebratenes Gemüse anstelle von Kartoffeln, Nudeln oder Reis. Wenn es kein Gemüse gibt, nehmen Sie etwas Salat. Haben Sie keine Angst, um etwas mehr Fisch oder Fleisch zu bitten, wenn Sie nicht so viele Kohlenhydrate essen möchten. Sie können auch um eine Extraportion Butter bitten.

Abendessen

Gekochter Dorsch mit Eiersoße (4 Portionen)

Schmelzen Sie bei schwacher Wärme 50 g Butter in einem Stieltopf. Rühren Sie 300 ml Sahne und ein Ei dazu. Kochen Sie alles bei schwacher Wärme 4 bis 5 Minuten. Abschmecken mit Salz und Pfeffer. Zwei Eier 7 Minuten kochen, schälen und in kleine Stücke hacken. Legen Sie die Eier in die fertige Soße. Die Dorschfilets für etwa 3 Minuten in kochendes Wasser legen. Servieren Sie dazu Blumenkohlmus und Zitronenscheiben.

Blumenkohlmus (4 Portionen)

Kochen Sie Blumenkohlröschen in 200 ml Sahne. Fügen Sie 50 g Butter, Salz und Pfeffer dazu. Nach etwa 10 Minuten ist der Blumenkohl weich. Legen Sie den Blumenkohl in eine Schüssel und nehmen Sie einen Mixer, am besten einen Stabmixer, damit es nicht spritzt. Mischen Sie gerne Frischkäse unter, bis Sie ein richtig schönes Mus haben. Servieren Sie es zusammen mit dem Dorsch und der Eiersoße. Blumenkohlmus passt sehr gut zu Fleisch und Fisch.

Abendsnacks

Walnüsse und Haselnüsse. Die können Sie das ganze Jahr über essen, nicht nur zu Weihnachten.

Dienstag

Frühstück

3 Eier sechs Minuten kochen, schälen und mit Makrelenfilets oder Thunfisch vermischen. Geben Sie 3 bis 4 Scheiben (nehmen Sie einen Käsehobel) Butter dazu. Gerne warm genießen. Kaffee oder Tee. Fetter Joghurt mit Beeren.

Mittagessen

Tagesgericht (siehe Mittagessen am Montag) oder nehmen Sie Reste vom Vorabend, Dorsch und Blumenkohlmus, mit zur Arbeit.

Abendessen

Gegrillte Hamburger mit Fetakäse (4 Portionen)

Schalten Sie den Backofen auf Grillfunktion und heizen Sie ihn auf 225 Grad vor. 600 g Hackfleisch, 2 Eier, 100 ml Sahne, 2 Teelöffel Tomatenmark, 25 g Fetakäse, Salz, Pfeffer, 2 Knoblauchzehen, 1 gelbe Zwiebel. Die Zwiebel schälen und hacken, die Knoblauchzehe auspressen. Den Fetakäse in kleine Stücke schneiden. Alle Zutaten miteinander vermischen. Vier große Hamburger formen und in eine feuerfeste Form legen. Von jeder Seite ungefähr 5 Minuten grillen. Dazu passen Gemüsegratin, Blumenkohlmus, grüner Salat, Tomatensalat und vieles mehr.

Gemüsegratin (4 Portionen)

2 große Paprika, 1 große gelbe Zwiebel, 1 frische Fenchelknolle, 1 große Zucchini, 1 Zitrone, 1 Bund Dill, Butter, Sahne, 2 große Tomaten, geriebener Käse. Das Gemüse in gleich große Stücke hacken (außer den Dill und die Zitrone), in einem Topf mit der Butter schmoren, bis es weich ist, Sahne angießen, eine halbe Zitrone auspressen und dazu geben. Den Dill schneiden und dazu geben, etwas für die Dekoration zurücklegen. Mit Salz und Zitronenpfeffer abschmecken. Alles köcheln lassen, bis es eine dicke Konsistenz hat. In eine gebutterte Auflaufform füllen und mit Tomatenscheiben belegen. Eine dicke Schicht geriebenen Käse darüber streuen. Im Backofen bei 225 Grad etwa 30 Minuten überbacken. Servieren Sie gerne einen grünen Salat dazu, mit Dill und Zitronenspalten garnieren.

Abendliche Snacks

Nüsse, alternativ 86%ige Schokolade.

Mittwoch

Frühstück
Eigenes Brot, beispielsweise Sesambrot (siehe Frühstück Montag), mit dem Käsehobel Butter abschneiden und mit Schinken oder Käse belegen, Kaffee und Tee, fetter Joghurt mit Beeren.

Mittagessen
Tagesgericht mit Salat oder gekochtem oder gebratenem Gemüse, oder Reste vom Vorabend. Sie können Hamburger und Gemüsegratin mit zur Arbeit nehmen.

Abendessen
Gebratener Wildlachs mit gekochtem Brokkoli und geschmolzener Butter
4 Scheiben Lachs, frischen Brokkoli, Butter. Den Fisch etwa 4 bis 5 Minuten von jeder Seite bei mittlerer Wärme in der Pfanne braten. Nehmen Sie reichlich Butter. Alternativ können Sie die Lachsscheiben im Backofen bei 200 Grad 30 Minuten braten. Kochen Sie den frischen Brokkoli etwa 15 bis 20 Minuten und servieren Sie ihn dann sofort. Schmelzen Sie 100 g Butter als Soße. Etwas Zitrone über den Fisch träufeln. Gerne dazu einen Tomatensalat mit Zwiebeln servieren.

Abendsnack
Fettbombe (4 Portionen)
100 g gefrorene Himbeeren, 100 g ökologisches, kaltgepresstes Kokosfett, 200 g türkischer Joghurt. Das Kokosfett bei schwacher Wärme schmelzen, bis es flüssig ist. Das Fett in ein Gefäß und die Himbeeren und den Joghurt dazu geben. Mit dem Stabmixer alles vermischen, bis es weich ist. Im Glas mit einem Löffel servieren.

Donnerstag

Frühstück
Ein halbes Paket Frühstücksspeck und drei Spiegeleier. Kaffee oder Tee. Fetter Joghurt mit Beeren, alternativ FinnCrisp oder selbst gebackenes Brot.

Mittagessen
Tagesgericht mit Salat oder gekochtem oder gebratenem Gemüse. Alternativ können Sie Reste vom Vorabend mit zur Arbeit nehmen.

Abendessen
Hackfleischsoße (4 Portionen)
Eine gelbe Zwiebel schälen, würfeln und in Butter anbraten. Eine Knoblauchzehe auspressen und drei Esslöffel Tomatenpüree dazugeben. Alles zusammen ein paar Minuten brutzeln lassen. Das Rinderhackfleisch dazugeben (etwa 500 g), braun anbraten, salzen und pfeffern. Geben Sie die Tomatenmasse darüber mit trockenem Basilikum, Paprikapulver und Oregano. Mindestens eine halbe Stunde einkochen lassen.

Wenn Sie etwas Rotwein zu Hause haben, nehmen Sie ungefähr 50 ml als Fond. Schmecken Sie nach Bedarf mit weiteren Kräutern ab. Wenn das Fleisch fertig ist, geben Sie 150 ml Sahne hinzu, und kochen Sie die Soße noch einmal auf.

Weißkohlpasta

Während das Fleisch köchelt, schneiden Sie den Weißkohl in Streifen. Kochen Sie Wasser in einer großen Kasserolle, leicht salzen. Legen Sie die Weißkohlstreifen hinein und lassen alles einige Minuten kochen. Der Weißkohl kann gerne al dente sein, wenn Sie ihn aus dem Topf nehmen.

Legen Sie Weißkohlstreifen auf den Teller und geben großzügig die Hackfleischsoße darüber. Servieren Sie dazu einen Salat aus Rucola und Avocado und geben Sie einige Oliven darüber.

Snack am Abend

Frittierte Baconsnacks. Achten Sie darauf, dass Sie das richtige Paket kaufen, also das mit 0 Kohlenhydraten.

Freitag

Frühstück

Himbeeren mit Sahne. Legen Sie die Himbeeren gerne am Vorabend in eine Schale, so sind sie am anderen Morgen aufgetaut.

Mittagessen

Tagesgericht mit Salat oder gekochtem oder gebratenem Gemüse. Alternativ können Sie die Reste von den Weißkohlnudeln mit der Hackfleischsoße zur Arbeit mitnehmen.

Abendessen

Heute wird es ein spätes Abendessen mit frischen Krabben und einem Glas Wein. Es ist ja schließlich Freitagabend. Essen Sie gerne Sesambrot zu den Krabben mit fetter Mayonnaise oder Aioli.

Snacks am Abend

Das wird eine Kombination von Krabben und Wein und etwas später ein paar Nüsse.

Samstag

Frühstück/Brunch

Machen Sie ein herrliches Omelett mit Tomaten und den Resten der Woche. Kaffee oder Tee. Sesambrot oder FinnCrisp belegt mit dick Butter (schneiden Sie gerne eine Scheibe Butter mit dem Käsehobel) und viel Käse. Teilen Sie eine Grapefruit und schneiden Sie diese in kleine Stücke.

Omelett, 2 Personen

Geben Sie 5 Eier in eine Schüssel. Verrühren Sie die Eier mit einer Gabel. Schneiden Sie 2 Tomaten in Scheiben und 50 g fetten Käse in Würfel. Geben Sie die Eiermasse in eine warme Pfanne. Legen Sie die Tomaten dazu und danach ein oder zwei Würfel fetten Käse auf jede Tomatenscheibe. Würzen Sie mit etwas schwarzem Pfeffer oder Oregano und geben Sie etwas Olivenöl über die Tomaten. Servieren Sie alles wie vier Pizzastücke.

Mittagessen/Zwischenmahlzeit

Etwas von den Resten der Woche mit einem leckeren Tomatensalat.

Abendessen

LCHF-Pizza, 3 Personen

Mischen Sie 3 Eier, 120 g Sesam, 1 Esslöffel gemahlene Flohsamenschalen, 1 Teelöffel Backpulver, 1 Prise Salz, etwas Kumin und 200 g geriebenen Käse. Geben Sie den Teig auf ein mit Backpapier ausgelegtes Backblech. Nehmen Sie einen Teigschaber, dann geht es leichter. Den Herd auf 225 Grad heizen. Den Teig ungefähr 5 Minuten backen. Danach aus dem Backofen nehmen und den Belag darauf geben. Zuerst die gehackten Tomaten. Hier ein Vorschlag für den Belag: 2 Chorizowürste in Scheiben, 1 Tomate in Scheiben, 200 g geriebener Käse, Pizzagewürze und Oregano. Würzen nach Geschmack.

Nun alles wieder für 5 Minuten in den Ofen geben. Danach herausnehmen und in Stücke schneiden. Als Alternative können Sie 2 gekochte Eier und eine Dose Thunfisch auf dem Pizzaboden verteilen. Legen Sie die Eier zuerst auf den Boden, verteilen Sie danach den Thunfisch darauf. Streuen Sie frischen oder gefrorenen Dill darüber und einige Tropfen Zitronensaft. Schwups, haben Sie Ei mit Thunfisch nach LCHF gemacht.

Snack am Abend

Avocado- und Himbeersmoothie, 2 Portionen

Schlagen Sie 3 Eier in eine Schüssel. Geben Sie 100 g gefrorene Himbeeren und 200 g türkischen Joghurt dazu. Ebenso 2 geschälte Avocados. Nehmen Sie den Stabmixer und mixen Sie alles so lange, bis es eine weiche Masse ist. In zwei Gläser füllen und mit einem Löffel essen.

Sonntag

Frühstück/Brunch
Backen Sie frisches Sesambrot. Bacon und Eier, Kaffee oder Tee. Joghurt mit Beeren.

Mittagessen/Zwischenmahlzeit
Gegrilltes Hähnchenfilet mit Knoblauchsoße, 4 Portionen
Den Backofen auf 200 Grad vorheizen. 600 g Hähnchenfilet, Knoblauchzehen einer ganzen Zwiebel, Zitronensaft, 300 ml Sahne, 100 g Creme fraiche, 2 bis 3 Esslöffel Buko, Butter, Salz, weißer Pfeffer und Rosmarin. Schneiden Sie die Hähnchenfilets in Scheiben und braten sie zusammen mit dem Knoblauch in reichlich Butter an. Mit Salz und Pfeffer würzen. Geben Sie die Filets danach für einige Minuten in den Backofen. Schlagen Sie die Sahne und geben sie diese zusammen mit der Creme fraiche in die Pfanne. Lassen Sie die Masse mit der Hälfte des Knoblauchs und des Rosmarins langsam brutzeln. (Sie können die Soße auch gerne mit dem Stabmixer oder der Küchenmaschine verrühren.)

Alles in einen Topf gießen, Frischkäse unterrühren und alles aufkochen lassen. Servieren Sie dazu die restlichen Knoblauchzehen und das Blumenkohlmus (siehe Abendessen Montag).

Snack am Abend
Walnüsse und Haselnüsse.

LCHF 2:5 – Null Kohlenhydrate

Mit einer normalen LCHF-Ernährung heilen die meisten entzündungsbedingten Erkrankungen. Das bedeutet, dass die Ernährung auch aus einigen Kohlenhydraten, wie zum Beispiel Gemüse, das über der Erde wächst, bestehen kann. Falls Sie jedoch lange unter entzündlichen Erkrankungen gelitten haben, kann es sein, dass Ihr Immunsystem auch die kleinste Menge Kohlenhydrate nutzt, um Entzündungen weiterhin bestehen zu lassen. Was für Möglichkeiten gibt es in solchen Fällen?

Die LCHF 2:5-Methode bietet eine Möglichkeit. An zwei Tagen in der Woche, zum Beispiel am Montag und am Donnerstag, essen Sie gar keine Kohlenhydrate. Wenn Sie nach den Rezepten in diesem Buch kochen, lassen Sie einfach das Gemüse weg. Somit gibt es keine Kohlenhydrate in Ihren Mahlzeiten. Auch auf Brot sollten Sie an diesen Tagen verzichten, auch wenn es mit Nussmehl gebacken wurde.

Sie können zum Beispiel zum Frühstück Eier in allen Varianten wie Omelett, Rührei, gekochte Eier oder Spiegelei essen. Sie sollten darauf achten, soviele Eier zu essen, dass Sie satt sind. Bacon eignet sich auch sehr gut, vielleicht zusammen mit Thunfisch oder den Resten vom Vortag. An den No-Carb-Tagen können Sie Eier, Fleisch oder Fisch mit richtig viel Butter oder kalt gepresstem Kokosöl essen. Die Hauptsache ist, dass Sie an diesen Tagen konsequent Abstand von allen Kohlenhydraten halten.

Wenn Sie merken, dass Sie sich besser fühlen, weil Ihr Immunsystem nun mit den Entzündungen fertig wird, können Sie auf einen No-Carb-Tag in der Woche gehen. Geht es Ihnen damit weiterhin gut, können Sie versuchen, wie es Ihnen ohne No-Carb-Tage geht.

Am wichtigsten ist, dass Sie selbst ein gutes Gefühl für Ihren Körper haben. Denn es ist natürlich auch möglich, dass Sie drei No-Carb-Tage in der Woche benötigen, um sich gut zu fühlen. Bedenken Sie bitte auch, dass es einige Zeit dauern kann, bis sich Ihr Körper von lange bestehenden Entzündungen heilen kann. Probieren Sie es und halten Sie durch!

Jennys Speiseplan – für die ganze Familie

Speisen für die ganze Familie

Den Tag mit einem guten Frühstück zu beginnen ist gut, das wissen die meisten. Dies gilt in ganz besonderem Maße für Kinder, damit sie ihren aktiven Tag in der Schule, bei Freizeitaktivitäten, bei Sport und Spiel gut bewältigen können.

Ein eiweiß- und fetthaltiges Frühstück hält länger satt, setzt den Stoffwechsel in Gang und alle in der Familie entgehen dem Blutzuckerabfall und dem Suchtverlangen. Die Kinder können einen etwas größeren Anteil an Kohlenhydraten essen, weil sie in der Regel sehr aktiv sind. Es kann jedoch von Nutzen sein, die Zufuhr von Zucker zu begrenzen, um Unruhe und Hyperaktivität zu vermeiden.

Beim Abendessen für gesunde Familien erlauben wir etwas mehr Kohlenhydrate, besonders für die Kinder. Ausnahmen sind die Kinder mit einer Form von Hyper- oder Überaktivität. Es geht ihnen besser mit einer Ernährung ohne Gluten und Milchprodukte, sie verschlechtern die Chancen, in ihrem sozialen Umfeld zurecht zu kommen.

Frühstücksvorschläge

Dicke Pfannkuchen

Schlagen Sie 200 g Frischkäse mit 3 Eiern glatt. Geben Sie 1 Esslöffel Honig dazu, ¼ Teelöffel Vanillepulver, 1½ Teelöffel Backpulver und ½ Teelöffel Flohsamen. Lassen sie die Masse 5 bis 10 Minuten stehen, dann kann sie quellen. Schmelzen Sie Butter in einer Pfanne und geben Sie drei kleine Pfannkuchen hinein. Von beiden Seiten goldgelb braten. Servieren Sie die Pfannkuchen mit Sahne und Himbeeren oder Blaubeeren. Pfannkuchen lassen sich wunderbar einfrieren und man kann sie herausnehmen, wenn man in Eile ist.

Smoothie

Geben Sie 100 g gefrorene Beeren, zum Beispiel Himbeeren und Blaubeeren, in eine Schüssel. Fügen Sie 200 g Joghurt hinzu, 500 ml Sahne, 1 mg Vanillepulver und 1 Esslöffel Honig. Mixen Sie alles mit einem Stabmixer, bis alles eine glatte Konsistenz hat.

Rührei

1 Kinderportion: Schlagen Sie 1 bis 2 Eier in eine Schüssel und geben Sie 1 Esslöffel Sahne hinzu. Würzen Sie mit Kräutersalz und schwarzem Pfeffer. 1 Erwachsenenportion: Schlagen Sie 2 bis 3 Eier in eine Schüssel und geben Sie 2 Esslöffel Sahne hinzu. Würzen Sie mit Kräutersalz und schwarzem Pfeffer. Schmelzen Sie reichlich Butter oder Kokosöl ohne Geschmack in einer Bratpfanne und geben Sie die Eiermischung hinein. Rühren Sie die Masse während des Bratens die ganze Zeit um. So erhalten Sie eine schöne cremige Konsistenz.

Schokoladenmilch

Erwärmen Sie 200 ml homogenisierte Milch. Rühren Sie 2 Teelöffel Kakao, etwas Honig und Vanillepulver hinein.

Müsli

Mischen Sie in einer backofentauglichen Auflaufform: 35 g ballaststoffreiche Haferflocken, 35 g Roggenflocken, 60 g extra grobe Weizenkleie, 100 g ganze Leinsamen, 65 g Flohsamen, 80 g Sonnenblumenkerne, 60 g Kürbiskerne und 1 bis 2 Teelöffel Vanillepulver. Hacken Sie 50 g Nüsse, zum Beispiel Mandeln, Haselnüsse und Walnüsse. Legen Sie alles zusammen in die Pfanne. Geben Sie 1 bis 2 Esslöffel Honig darüber und geben Sie 100 ml Wasser mit 2 bis 3 Esslöffel flüssigem Kokosöl dazu. Mischen Sie alles gut durch und rösten Sie die Mischung ungefähr 12 bis 15 Minuten bei 175 Grad im Backofen. Zwischendurch einmal umrühren.

Mittagessen-Vorschläge, Woche 1

Montag

Hackfleischsoße mit alternativen Nudeln

1 gelbe Zwiebel würfeln und in Butter anbraten. Eine Knoblauchzehe auspressen und mit 3 Esslöffel Tomatenmark verrühren. Alles zusammen ein paar Minuten brutzeln lassen. Dann etwa 500 g Rinderhackfleisch dazugeben. Braun anbraten, salzen und pfeffern. Geben Sie die Tomatenmasse darüber und würzen mit trockenem Basilikum, Paprikapulver und Oregano. Mindestens eine halbe Stunde einkochen lassen. Wenn Sie etwas Rotwein zu Hause haben, nehmen Sie ungefähr 50 ml als Fond. Schmecken Sie mit weiteren Kräutern nach Bedarf ab. Wenn das Fleisch fertig ist, geben Sie 150 ml Sahne hinzu, kochen die Soße noch einmal auf.

Weißkohlpasta

Während das Fleisch köchelt, schneiden Sie den Weißkohl in Streifen. Kochen Sie Wasser in einer großen Kasserolle, leicht salzen. Legen Sie die Weißkohlstreifen hinein und lassen Sie alles einige Minuten köcheln. Der Weißkohl kann gerne al dente sein, wenn Sie ihn aus dem Topf nehmen. Legen Sie die Weißkohlstreifen auf den Teller und geben Sie großzügig die Hackfleischsoße darüber. Servieren Sie dazu einem Salat aus Rucola und Avocado mit einigen Oliven.

Als Alternative für Kinder: Kochen Sie eine kleine Menge Nudeln/Spaghetti mit einer langen Kochzeit von mindestens 10 Minuten. Schälen Sie eine Mohrrübe und machen Sie daraus dünne Scheiben, am besten mit einem Kartoffelschäler. Waschen Sie eine halbe Zucchini und machen Sie mit einem Käsehobel dünne Scheiben daraus. Legen Sie die Mohrrübenscheiben und die Zucchinischeiben in das Nudelwasser, etwa 2 bis 3 Minuten, bevor die Kochzeit um ist. Schütten Sie das Wasser ab und geben Sie etwas Butter hinzu.

Dienstag
Sesampaniertes Hähnchen mit zwei Dips

Soße 1: Mischen Sie 250 g Creme fraiche mit etwa 1 Esslöffel frisch geriebenem Ingwer, Kräutersalz und Pfeffer.
Soße 2: Mischen Sie 200 g Mayonnaise mit 2 Teelöffel Curry, ½ Teelöffel Gelbwurz, Salz und Pfeffer. Stellen Sie beide Soßen kühl, bis sie gegessen werden.

Schlagen Sie 1 Ei in einen tiefen Teller und schlagen Sie es mit einer Gabel auf. Streuen Sie 120 g Sesam auf einen flachen Teller und vermischen sie mit 1/2 Teelöffel Paprikapulver, 1 Prise Cayennepfeffer und schwarzem Pfeffer. Wenden Sie 6 bis 8 Hähnchenschenkelfilets im Ei und salzen Sie es. Wälzen Sie nun eins nach dem anderen von beiden Seiten in der Sesammischung und dann übereinander legen. Reicht die Mischung nicht, machen Sie noch etwas mehr. Braten Sie die Filets mit reichlich Butter bei mittlerer Wärme, bis sie durchgebraten sind. In der Zwischenzeit machen Sie einen Salat aus 2 Avocados, 1 säuerlichem Apfel, der in kleine Stücke geschnitten wird. Machen Sie eine Vinaigrette aus Olivenöl, Apfelessig, Kräutersalz und Pfeffer. Kochen Sie leicht gesalzenes Wasser in einem Topf und geben Sie einen großen Kopf Brokkoli hinein, ein paar Minuten kochen lassen. Der Brokkoli sollte noch bissfest sein. Nach dem Abgießen ein Stück Butter in den Topf geben und schmelzen lassen. Braten oder rösten Sie 2 in Streifen geschnittene rote Paprika im Ofen. Pinseln Sie etwas Kokosöl darüber, salzen und pfeffern (lassen Sie es weg, wenn Ihnen das für den Augenblick zuviel erscheint). Servieren Sie das Hähnchen mit ein oder zwei Dipsaucen, Apfel/Avocadosalat und dem Brokkoli.

Als Alternative für Kinder: Kochen Sie Reis mit einer Kochzeit von 40 Minuten.

Mittwoch

Lachs auf Wurzelgemüsebett

Heizen Sie den Backofen auf 200 Grad vor. Schälen Sie 4 Mohrrüben und ½ Kopf einer großen Sellerie. Teilen Sie alles in kleine Stücke und geben Sie diese in eine Küchenmaschine, um grobe Streifen zu erhalten. Würfeln Sie eine gelbe Zwiebel. Geben Sie einen großen Klecks Butter oder Kokosfett ohne Geschmack in eine Bratpfanne und brutzeln Sie die Zwiebel und das Wurzelgemüse. Ungefähr 10 Minuten bei mittlerer Hitze weiter braten, bis alles weich geworden ist. Danach in eine ofenfeste Auflaufform geben.

Nehmen Sie den Lachs aus der Verpackung und trocknen ihn mit Haushaltspapier ab, in vier Portionsstücke teilen. Sie können auch 500 bis 600 g frischen Lachs nehmen. Legen Sie ihn über das Wurzelgemüse und beträufeln Sie ihn mit Zitronensaft (wichtig, da er kein E 621 enthält). Reiben Sie 150 g Käse und legen Sie ihn auf den Lachs. Darüber schütten Sie 300 ml Sahne. Die Sahne soll das Wurzelgemüse bedecken.

15 bis 20 Minuten im Ofen lassen, bis der Käse eine schöne Farbe hat und der Lachs durchgebacken ist. Blanchieren Sie die grünen Bohnen in leicht gesalzenem Wasser, so wie es auf der Verpackung angegeben wird. Danach schütten Sie das Wasser ab und geben einen großen Klecks Butter oder Olivenöl hinzu. Wollen Sie möglichst wenig Kohlenhydrate essen, nehmen Sie etwas weniger Wurzelgemüse und stattdessen mehr Bohnen. Vielleicht auch noch einen extra Klecks Butter.

Als Alternative für Kinder: Kochen Sie ein paar kleine Kartoffeln.

Donnerstag

Ofenpfannkuchen

Heizen Sie den Backofen auf 225 Grad vor. Schneiden Sie ungefähr 400 g Schweinefleisch in kleine Stücke. Und verteilen diese in eine ofenfeste Form zusammen mit 50 g Butter. Stellen Sie die Form in den Ofen, bis das Fleisch etwas Farbe bekommen hat und die Butter Blasen schlägt.

Mischen Sie in der Zwischenzeit 8 Eier mit 50 ml Sahne und 250 g Hüttenkäse. Mit schwarzem Pfeffer würzen, mit Salz vorsichtig sein, da das Fleisch schon Salz enthält. Streuen Sie 150 g Käse, in kleine Würfel geschnitten, über das Fleisch und gießen Sie die Eiermischung darüber. Im Ofen lassen, bis alles eine schöne Farbe hat. Dünsten Sie Brokkoli so, dass er zusammen mit dem Ofenpfannkuchen fertig ist. Gießen Sie dann das Wasser ab und geben einen Klecks Butter hinzu.

Freitag

Hamburger mit Oopsies

Bereiten Sie die Oopsies wie unten beschrieben zu. <u>Machen Sie die Hamburger so:</u> Mischen Sie 200 g Mayonnaise, 100 g Creme fraiche, 1 Esslöffel Senf und 1 Esslöffel Tomatenpüree. Würfeln Sie 1 eingelegte Salzgurke und 1 rote Zwiebel und dann unter die Mayonnaise mischen. Mit Gewürzsalz, Pfeffer, Paprikapulver und Cayennepfeffer würzen. Teilen Sie 500 g Rindergehacktes in 6 gleiche Teile und formen sie zu Hamburgern. Nach Bedarf würzen. Legen Sie diese Zutaten bereit: Salatblätter nach Wahl, Tomaten in Scheiben, Zwiebeln in Ringen, gebratener Bacon, geschmacksstarken Käse in Scheiben, Gurken in Scheiben und vieles mehr nach Geschmack. Braten Sie den Hamburger bei großer Hitze mehrere Minuten von beiden Seiten. Legen Sie einen Oopsie auf einen Teller und bauen sich darauf Ihren Hamburger, wie Sie ihn wünschen.

<u>Als Alternative für Kinder:</u> Kartoffeln mit Schale in Scheiben schneiden und in eine feuerfeste Form legen. Geben Sie Rapsöl oder Kokosöl darüber. Mit Salz und Pfeffer würzen. Im Backofen cirka 30 Minuten bei 240 Grad rösten.

<u>Oopsies, etwa 10 bis 12 Stück</u>

Heizen Sie den Ofen auf 175 Grad vor. Geben Sie 50 g Mandeln in den Mixer, bis die Mandeln fein gemahlen sind, oder nehmen sie Mandelmehl. Trennen Sie Eigelb und Eiweiß von 3 Eiern. Schlagen Sie das Eiweiß stichfest und das Eigelb cremig. Geben Sie 100 g Frischkäse hinzu, ½ Esslöffel Flohsamen, ½ Teelöffel Backpulver und 2½ Esslöffel Leinsamen mit Schale in das Eigelb und mischen Sie alles gut. Nach Geschmack können Sie 1 Teelöffel Brotgewürz dazu geben (gerne auch Anis oder Ingwer, welchen Sie gemörsert haben). Heben Sie dann vorsichtig das Eiweiß und das Mandelmehl unter und rühren Sie alles zu einer geschmeidigen Masse. 10 Minuten ruhen lassen.

Geben Sie nun mithilfe eines Löffels den Teig auf ein mit Backpapier ausgelegtes Backblech. Streuen Sie Sesam darüber. Im Ofen etwa 15 bis 20 Minuten backen lassen, bis der Teig eine schöne Farbe hat.

*Abendessensvorschläge, Woche 2 *

Montag

Hühnersuppe mit Kokos- und Ingwergeschmack

1 gelbe Zwiebel würfeln, 2 bis 3 große Mohrrüben reiben, oder 1 Kürbis auf der groben Seite der Reibe reiben. Braten Sie die Zwiebel mit den Mohrrüben oder dem Kürbis in Butter und Kokosfett in einem großen Topf an, zusammen mit einer gepressten Knoblauchzehe, etwa 2 Esslöffel Tomatenmark, 1 Esslöffel frisch geriebener Ingwer und 1 – 2 Teelöffel Curry. Wenn es die Kinder scharf mögen, hacken Sie noch ½ bis 1 rote Chili dazu und braten sie mit. Darüber geben Sie einen Tetrapack in Würfel geschnittene Tomaten und etwas Wasser, genau so viel, dass alles Gemüse bedeckt ist. Ungefähr 10 Minuten kochen lassen.

In der Zwischenzeit 5 bis 6 Hähnchenschenkelfilets in Stücke schneiden und in Butter anbraten. Mit Salz, Pfeffer und Curry würzen. Dann alles in den Topf geben, ebenso das Bratenfett. Schütten Sie nun 500 ml cremige Kokosmilch dazu. Einige Minuten kochen lassen. Mit dem Saft einer Limette abschmecken und eventuell noch Salz, Pfeffer und Curry dazu geben.

Möchten Sie gerne etwas mehr Fett und Kokosgeschmack? Dann geben Sie einfach ein paar Löffel Kokosöl hinzu.

Mit Käsechips servieren

Heizen Sie den Ofen auf 240 Grad vor. Rühren Sie 120 g geriebenen Käse, 3 Eier und 1 Esslöffel Mayonnaise zusammen. Dann formen Sie daraus 12 platte Häufchen auf einem mit Backpapier ausgelegten Backblech. Streuen Sie etwas Paprikapulver und Sesam darüber. Backen Sie die Käsechips bei 240 Grad, bis sie goldbraun sind. Achtung, sie verbrennen leicht.

Dienstag

Dorsch im Folienpaket

Heizen Sie den Ofen auf 225 Grad vor. Teilen Sie 1 Brokkoli in kleinere Röschen. 2 Mohrrüben schälen und kleinschneiden. Wasser in einem großen Topf kochen, leicht salzen und den Brokkoli und die Mohrrüben 3 Minuten kochen. ½ Stange Porree in Streifen schneiden und einen Kürbis der Länge nach teilen. Die Kerne herausnehmen und in ½ cm dicke halbmondförmige Scheiben schneiden.

Legen Sie vier große Stücke Alufolie auf den Küchentisch oder die Arbeitsplatte. Bedenken Sie, dass Sie die Alufolie zusammenfalten müssen. Verteilen Sie den blanchierten Brokkoli und die blanchierten Mohrrüben auf die vier Folien. Verteilen Sie ebenso etwas Porree und den Kürbis auf die Folienpakete. Mit Salz, schwarzem Pfeffer und getrocknetem Thymian würzen. Legen Sie je eine Portion Dorsch oder anderen bissfesten Fisch auf jedes Gemüsepaket, salzen und pfeffern Sie den Fisch. 25 g Butter über den Fisch geben und etwas Zitronensaft darüber träufeln.

Teilen Sie 12 Kirschtomaten in der Mitte und verteilen Sie diese auf den Fisch. Machen Sie die Kanten so hoch, dass die Sahne nicht aus dem Paket läuft, wenn Sie es schließen. Geben Sie vorsichtig 50 ml Sahne in jedes Paket. Schließen Sie nun die Alufolie über dem Gemüse-Fischberg. Sorgen Sie dafür, dass alles gut verschlossen ist. Legen Sie die Pakete auf ein Backblech und setzen Sie diese für etwa 20 Minuten in den Backofen.

Als Alternative für Kinder: Geben Sie mehrere Scheiben gekochte Kartoffeln in die Pakete der Kinder.

Mittwoch

Tacofrittata

Heizen Sie den Ofen auf 225 Grad vor. Nehmen Sie eine Bratpfanne, die auch für den Backofen geeignet ist. 1 gelbe Zwiebel würfeln und in Butter anbraten. Pressen Sie 1 Knoblauchzehe aus. 400 g Rinderhackfleisch dazugeben und anbraten. Salzen und pfeffern. 2 Esslöffel Tomatenmark dazugeben, Tacogewürze (glutamatfrei, oder machen Sie Ihre eigenen Tacogewürze, so entgehen Sie unnötigem Zucker und E621. Nehmen Sie am meisten Kümmel und Paprikapulver, Chilipulver und Cayennepfeffer, je nachdem, wie scharf Sie es haben möchten) und Wasser. Lassen Sie das Ganze 5 bis 10 Minuten köcheln.

Bereiten Sie in der Zwischenzeit die Eiermasse zu. Schlagen Sie 4 Eier in eine Schüssel, geben 4 Esslöffel Sahne dazu, etwas Salz und Pfeffer. Schütten Sie die Eiermasse über das Fleisch. Teilen Sie 6 Cocktailtomaten in der Mitte, 1 rote Zwiebel in dünne Scheiben schneiden und mit 80 g geriebenen Käse die Hackfleisch-Eiermasse belegen. Die Frittata noch etwas durchziehen lassen und danach etwa 10 Minuten in den Backofen geben, bis alles eine schöne Farbe hat.

Nun haben Sie Zeit, eine Avocadocreme zu machen. Pürieren Sie 2 Avocados mit einer Gabel, ½ rote Zwiebel fein würfeln und 1 Tomate in kleine Stücke schneiden. 1 Knoblauchzehe pressen, 50 g Creme fraiche dazugeben und alles gut vermischen. Mit Limettensaft, Salz und Pfeffer abschmecken. Etwas schärfer? Dann nehmen Sie etwas frischen oder getrockneten Chili.

Richten Sie einen Salat aus Rucola, frischen Spinatblättern und kleinen Blumenkohlröschen an. Geben Sie Olivenöl darüber.

Donnerstag

<u>Ofengemüse mit Schafskäse und Lachs</u>

Bereiten Sie das Gemüse vor: Teilen Sie ½ Blumenkohl in Röschen. Schälen Sie 3 Mohrrüben, 3 Pastinaken in Scheiben schneiden und 2 rote Zwiebeln in Spalten. Legen Sie alles in eine große Pfanne, die mit Backpapier ausgekleidet ist.

Geben Sie Kokosöl darüber, mit Salz, Pfeffer und Thymian würzen, frisch oder getrocknet. Im Backofen etwa 30 Minuten bei 240 Grad rösten. Ist das Gemüse gar, nehmen Sie es aus dem Ofen und geben 200 g zerkleinerten Schafskäse darüber und legen noch etwas Rucola darauf. Während das Gemüse im Ofen schmort, bereiten Sie eine „falsche" Aioli zu, indem Sie 1 Knoblauchzehe pressen und in 200 g Mayonnaise geben, mit Kräutersalz, Pfeffer, etwas Cayennepfeffer und etwas frischer oder getrockneter Petersilie.

Würzen Sie 4 Lachsstücke mit gehackten Fenchelsamen, Salz und Pfeffer und braten diese so, dass sie zusammen mit dem Gemüse fertig sind.

<u>Als Alternative für Kinder:</u> Schneiden Sie einige Kartoffeln mit Schale in dünne Scheiben und legen diese zum Rösten mit in die Pfanne.

Freitag

<u>Frikadellen in cremiger Sauce mit Ajvar Relish</u>

Legen Sie 500 g gemischtes Hackfleisch in eine Schüssel. 1 gelbe Zwiebel grob reiben und zum Hackfleisch geben. 1 Bund frischen Oregano hacken, zum Hackfleisch geben. 1 Ei zusammen mit 50 ml Sahne verrühren. Mit 1 Teelöffel Salz und schwarzem Pfeffer würzen. Etwas probieren, um zu testen, ob ausreichend gewürzt ist. 30 bis 35 kleine Frikadellen formen.

Schneiden Sie 2 Zucchini mit dem Käsehobel in lange Streifen. Fangen Sie auf der einen Seite an und nach einigen Streifen drehen Sie die Zucchini ein Viertel und schneiden dort weiter. So haben Sie bei jeder Scheibe etwas Schale, dadurch bleiben die Streifen besser in ihrer Länge erhalten. Füllen Sie 300 ml Sahne, 100 ml Wasser und 200 g Ajvar Relish in eine Pfanne und erwärmen Sie alles. Wählen Sie die Schärfe vom Ajvar Relish je nach Geschmack der Familie. Lassen Sie die Sahnemischung aufwallen und legen dann die Frikadellen dazu. 6 bis 8 Minuten bei mittlerer Wärme brutzeln lassen.

Hacken Sie den Rest des Oreganos und geben diesen zum Schluss dazu. Mit Pfeffer abschmecken. Während die Frikadellen fertig braten, geben Sie die Zucchinistreifen in leicht gesalzenes, kochendes Wasser. Ein paar Minuten kochen lassen oder in Butter weich braten lassen. Braten benötigt etwas mehr Zeit.

<u>Als Alternative für Kinder:</u> Kochen Sie Spaghetti oder Tagliatelle mit langer Kochzeit und geben Sie Mohrrüben oder Zucchinistreifen am Schluss dazu (wie im Mittagsrezept von Woche 1).

Viele Menschen haben gesundheitliche Verbesserungen erlebt

Auf meinem Gesundheitsblog haben viele Menschen von ihren gesundheitlichen Verbesserungen durch die LCHF-Ernährung berichtet. Hier habe ich einige Geschichten aus den letzten Jahren gesammelt.

Von Maria am 13.10.2013 geschrieben

Seit meiner Jugend habe ich Probleme mit Zahnfleischinfektionen gehabt. Mit richtig schlimmen Zeiten. Ich habe mir stets viel Zeit für meine Mundhygiene genommen, auch wenn das oft anstrengend war. Jetzt bin ich 53 Jahre alt. Meine Ernährung habe ich vor 2,5 Jahren auf LCHF umgestellt. Die Zeiten der Zahnfleischprobleme sind nun nur noch eine Erinnerung, denn die Probleme verschwanden nach der Ernährungsumstellung sehr schnell. Ich nehme zwar immer noch Zahnstocher und bürste meine Zähne am Abend supergründlich, doch das sind meine alten Gewohnheiten. Ich nehme nur noch Zahncreme ohne chemische Zusätze. Leider gibt es viele Forschungen, die nichts Neues bringen.

Von Patrik am 10.10.2013 geschrieben

Hallo Zahnarzt. Es ehrt dich, dass du dich auch nach deiner Pension für neue Erkenntnisse interessierst. Das was Mats geschrieben hat, kann ich bestätigen. Meine Zähne sind deutlich besser geworden, seit ich LCHF esse. Sie sind weißer und ohne Karies, ich habe keinen Mundgeruch mehr. Warum das so ist, das weiß ich nicht.

Von Bo am 08.10.2013 geschrieben

Hallo Mats, glaub mir oder lass es sein. Nun ernähre ich mich seit einem Jahr nach LCHF. Ich hätte das schon eher schreiben können, wenn ich sofort Annika Dahlqvist geglaubt hätte. Aber ich wagte leider nicht direkt, meine Nahrung umzustellen. Aber ich kaufte dein Buch und auf einmal wusste ich, dass alles richtig ist. Nun fühlt sich mein Magen besser an als in den letzten 30 Jahren. Ich hatte weniger gesundheitliche Probleme als du, aber ich erkannte mich in allem wieder, was du geschrieben hast. Ich bin überglücklich, dein Buch gekauft und meine Probleme in die Hand genommen zu haben. Heute fühle ich mich ausgezeichnet. Meine Medikamente habe ich in der Apotheke abgegeben. Bald fahre ich wieder nach Thailand und Vietnam, dort gibt es auch keine Probleme mit der Ernährung. Vielen Dank Mats und viel Glück bei deinem Kampf für LCHF. Es ist sehr unterhaltsam, deine Kommentare in deinem Blog zu lesen.

Von Håkon am 20.09.2013 geschrieben

Ja Mats! Ich hatte mehrere entzündliche Erkrankungen wie Prädiabetes, Prostata- und Magenprobleme, war ständig erkältet und vieles mehr. Ich bin sicher, dass das alles mit zu vielen Kohlenhydraten zusammenhing, denn nun bin ich gesund. Früher musste ich zweimal in der Nacht zur Toilette gehen, nun gar nicht mehr. Auch tagsüber muss ich viel weniger. Es gibt immer mehr wissenschaftliche Beweise zu dem, was du geschrieben hast, doch Ärzte und viele andere interessiert das gar nicht. Ich war nie mehr erkältet, nur nach dem letzten Sommer einen einzigen Tag. Meine beruflichen Krankheitstage haben sind dramatisch vermindert. Ein Gewinn für die Firma und für Schweden! Und natürlich auch für mich. Nach drei Jahren mit LCHF kann ich nur über Gewinne schreiben. Heute bin ich 47 Jahre und fühle mich so gesund wie seit über 25 Jahren nicht mehr.

Von Thomas am 19.09.2013 geschrieben

Nach dreiwöchiger LCHF-konformer-Ernährung habe ich entscheidende gesundheitliche Verbesserungen erfahren. Ich glaube es selbst kaum, aber meine Frau und meine Kinder sehen den Unterschied in vielen Bereichen. Ich schnarche nicht mehr, mein aufgeblähter Bauch ist weg, ich habe abgenommen (ein Wunder für mich) und geschmeidigere Gelenke. Meine Familie fängt nun auch mit meinem neuen Ernährungsstil an. Vielen Dank Mats, für einen tollen Urlaub.

Von Carina am 12.09.2013 geschrieben

Ich fühle mich mit dieser Ernährung sehr viel besser, als ich mich jemals in meinem Leben gefühlt habe. Danke!

Von Annika am 13.08.2013 geschrieben

Das was mich am meisten stört, ist, dass alle denken, dass wir Unmengen Fett in uns hineinstopfen und nur Fleisch essen. So ist es ganz und gar nicht. Das schöne ist, dass wir uns so natürlich wie möglich ernähren. Was manchmal gar nicht so leicht ist, wenn man in gewöhnlichen Lebensmittelläden einkauft. Viele verstehen nicht, dass es darum geht, sich natürlich zu ernähren und keine Angst vor Fett haben zu müssen, jedoch vor Zucker.

Von Ann-Katrin am 01.08.2013 geschrieben

Ich begann mit LCHF wegen meiner gesundheitlichen Probleme und meines Übergewichts. Lange bevor ich wusste, wer der Kostdoktor (so wird Dr. Andreas Eenfeldt in Schweden genannt, Anmerkung von LCHF Deutschland) ist. Nach fünfjähriger Erfahrung kann ich berichten, dass sich die meisten Gesundheitsprobleme aufgelöst haben. Meine Werte sind perfekt und ich bin auf dem besten Weg, mit meiner schweren Arthrose fertig zu werden. Wenn LCHF nicht funktioniert hätte, hätte ich längst damit aufgehört, das kannst du mir glauben. Ich habe vorher alles andere probiert, auch vegetarische Ernährung. Mit meiner vegetarischen Ernährung und vier Schwangerschaften nahm ich jedes Jahr sechs Kilo zu und das acht Jahre lang. Erst als ich keine Kohlenhydrate mehr aß, nahm ich nicht weiter zu. Ich hatte nur noch 1500 Kalorien am Tag gegessen, jedoch Nudeln und Kartoffeln, allerdings keine Süßigkeiten und nichts „Unnötiges". Jetzt nehme ich sicher 2000 Kalorien zu mir und nehme ab. Ich bin das, was du geprüfte Erfahrung nennst, Mats.

Von Eva am 31.07.2013 geschrieben

Meiner alten Mutter wurde es immer schwindelig, sobald sie das Bett verließ. Nachdem ich viel in deinem und in anderen Blogs gelesen hatte, schlug ich ihr vor, das Essen mehr zu salzen. Sie glaubte nicht wirklich, dass ihr Salz gut tun würde, doch wir kauften „gutes" Salz für sie. Sie nahm dann zu jeder Mahlzeit ein bisschen davon, so war der Unterschied zu früher nicht so groß. Außerdem bat ich meine Mutter, für einige Zeit ihre Entwässerungstabletten wegzulassen. Dadurch würden wir schneller merken, ob sich ein Unterschied einstellt oder nicht. Obwohl der Schwindel ja auch an einem zu niedrigen Blutdruck liegen kann, haben wir uns nicht getraut, die blutdrucksenkenden Medikamente wegzulassen, da meine Mutter nicht selbst den Blutdruck messen kann. Aber nach vier Tagen war der Schwindel weg!!! Also war es doch der Salzmangel, der das Symptom verursachte. Interessant, dass Himalayasalz gar nicht so gesund ist. Da es mir aber sehr schmeckt, wende ich es an, wenn ich etwas richtig Leckeres koche.

Von Patrik am 21.07.2013 geschrieben

Es ist sehr interessant, deinen Blog zu lesen. Ich habe vor drei Jahren 187 Kilo gewogen. Jetzt habe ich 70 Kilo abgenommen und ich behaupte, dass LCHF daran einen großen Verdienst hat. Allerdings gab es auch nur wenige Abende, an denen ich mich ohne Muskelkater ins Bett gelegt habe. Aber wie gut, dass das jeder für sich selbst entscheiden kann.

Von Jerker am 27.06.2013 geschrieben

Ich habe immer viele Löcher in meinen Zähnen gehabt und somit jede Menge Füllungen. Allerdings habe ich es mit dem Zähneputzen nie so eng gesehen. Warum weiß ich nicht. Vielleicht war das meine Art, gegen Autoritäten zu protestieren. Seit ich mit LCHF begonnen habe, habe ich keine Karies mehr. Meine Zähne putze ich nach wie vor nicht regelmäßig. Doch ich verwende nach jeder Mahlzeit Zahnstocher, so werden alle Essensreste beseitigt. Anscheinend ist das ausreichend für eine gute Mundhygiene. Ab und an frage ich meine Frau, ob ich Mundgeruch habe, sie verneint die Frage. LCHF ist also sehr gut für die Zahngesundheit!

Von Jerker am 02.06.2013 geschrieben

„Seit über 35 Jahren singe und musiziere ich. Daher weiß ich sehr genau, welche hohen und tiefen Töne ich singen kann. Doch nun ist mein Tonumfang größer geworden."

Hallo!

Ich bin auch Musiker und habe ebenfalls die Erfahrung gemacht, dass sich mein Tonumfang vergrößert hat. Vor allem ist meine Stimme besser geworden. Sie hat einen besseren Klang und das Singen fällt mir viel leichter. Für mich ist es ein enormer Gewinn, dass ich nicht mehr erkältet bin. Früher hatte ich viele Erkältungen, die sich über mehrere Wochen hinzogen. In dieser Zeit konnte ich nie singen. Wenn ich jetzt mal mit leichten Halsschmerzen wach werde, verschwinden sie im Laufe des Tages und kommen auch nicht mehr wieder. (Ich nehme auch Vitamin D, das hat sicherlich auch einen positiven Einfluss.) Ich bin trotz meiner kohlenhydratreichen Ernährung nicht krank gewesen, doch ich wurde immer dicker. Deswegen war mir klar, dass ich etwas unternehmen muss, so bin ich auf LCHF gekommen.

<u>Von Mary am 31.05.2013 geschrieben</u>

Wie schön, ausnahmsweise auf eine Möglichkeit zu treffen, seinen Standpunkt sachlich vertreten zu können! Ich möchte nur meine persönlichen Erfahrungen schildern. Ich bin 43 Jahre und esse seit fünf Jahren LCHF. Teilweise sogar gar keine Kohlenhydrate. In den letzten zwei Jahren hatte ich keine einzige Erkältung, keine Magenprobleme oder andere Krankheiten. Aufgrund meines Berufs werden meine Blutwerte seit Mitte der Neunzigerjahre jährlich bestimmt. Sie waren schon immer gut, doch sie sind noch besser geworden. Mein letzter Trigyceridwert beträgt gerade mal 0,28!

<u>Von Marina am 28.05.2013 geschrieben</u>

Hmm... seit sieben Jahren esse ich Massen gesättigter Fettsäuren und wenig Kohlenhydrate. War das schlecht für mein Immunsystem? Ich fühle mich wunderbar im Gegensatz zu den Zeiten, als ich wenig Fett und viele Kohlenhydrate aß. Krank bin ich so gut wie nie. Früher nahm ich jede Erkältung mit, die vorbei kam.

<u>Von Marie O. am 16.05.2013 geschrieben</u>

Ich gehöre zu denen, die wirklich richtig übergewichtig sind, deshalb möchte ich gerne abnehmen. Doch LCHF esse ich vor allem deswegen, weil es mir damit richtig gut geht. Dass man abnimmt, wenn man weniger Kalorien isst, stimmt leider nicht für alle. Ich habe kein großes Hungergefühl und esse sicher zu wenig, doch es geht mir soviel besser mit der LCHF-Ernährung. Unter Verstopfung habe ich nie gelitten, jedoch unter Durchfall und so musste ich oft mehrere Male am Tag zur Toilette. Jetzt habe ich keine Verdauungsprobleme mehr.

<u>Von Roger Ö. am 07.05.2013 geschrieben</u>

Ich unterschreibe sofort, dass die LCHF-Ernährung für den ganzen Körper fantastisch ist. Seit 1,5 Jahren ist diese Ernährung nun mein Lebensstil, ich esse jedoch kein striktes LCHF. Manchmal fällt es mir schwer, auf Brot zu verzichten und ab und an trinke ich mal ein Bier. Doch meine Erfahrung ist, dass sich mein Magen-Darmtrakt noch nie so gut wie jetzt gefühlt hat. Früher litt ich an Reizdarm, einem trägen und aufgeblähten Magen mit massiver Gasbildung. Die dadurch entstehenden Schmerzen bestimmten meinen Alltag. Dank der LCHF-Ernährung bin ich ein neuer Mensch geworden. Ich glaube, man muss nicht zwingend strikt essen, doch die Einschränkung der Kohlenhydrate ist extrem wichtig. In den letzten 1,5 Jahren hat sich mein Cholesterinwert um 0,3 verbessert.

<u>Von Bo E. am 25.04.2013 geschrieben</u>

Mats, du hast absolut recht mit dem, was du schreibst, blogge bitte weiter. Ich spreche mit meinen Freunden, Kindern und Enkeln darüber, wie wichtig eine gesunde Ernährung ist. Zum Glück ist es mir auch gelungen, viele Menschen davon zu überzeugen, dein Buch zu lesen. Für mich war der Kauf deines Buchs bisher die beste Investition in meinem Leben. Sich gesund und wohl zu fühlen ist das Beste, was einem passieren kann und das ohne Simvastatin oder Metformin. Meinem Magen geht es gut, die Krämpfe in meinen Fingern sind weniger geworden und vor allem habe ich keine Angst mehr, dass ich Probleme mit dem Magen-Darm bekomme. Viel Glück Mats, du hast mich dazu bewegt, meinen Lebensstil zu verändern, die richtigen Lebensmittel zu essen. Ich wiederhole mich gerne, dass ich so dankbar für dein Buch bin. Im Mai muss ich wieder ins Krankenhaus und das wird das erste Mal sein, dass ich denke, dass es interessant wird, dorthin zu gehen.

<u>Von Anna G. am 10.04.2013 geschrieben</u>

Eine Weile glaubte ich, dass es mit der LCHF-Ernährung unmöglich sei, wieder in alte Gewohnheiten zu verfallen. Doch genau das passiert, wenn man die Fettzufuhr vernachlässigt!!! Leider gibt es sehr viele Menschen, die nach wie vor eine sehr große Angst vor Fett haben und dann funktioniert LCHF alles andere als optimal. Das ist für den Durchschnittsbürger schwer zu verstehen. Wenn man es allerdings mit dem Fett verstanden hat, dann ist LCHF ganz einfach. Ich habe mich nie in meinem Leben so gut wie jetzt gefühlt. Ich wünsche mir, dass dies noch viel mehr Menschen begreifen. Es ist schwer, Menschen davon zu überzeugen. Dabei hätte ich es so gerne, dass es allen so gut geht wie mir! Doch ich bin davon überzeugt, dass immer mehr Menschen die herkömmlichen Ernährungsratschläge hinterfragen. Vielen Dank für deinen tollen Blog.

<u>Von Bo am 10.04.2013 geschrieben</u>

Es ist für mich unvorstellbar, jemals wieder zu meiner alten Ernährung mit Massen von Kohlenhydraten zurückzugehen. Jetzt geht es mir so gut, ich schaffe so viel, mein Diabetes ist verschwunden, meinem Magen geht es so gut wie meinem ganzen Körper. Nach sechs Monaten LCHF bin ich richtig gesund und mir ist bewusst, wie falsch ich früher gegessen habe. Es lohnt sich, nicht mit der Ernährung zu fuschen. Ja Mats, dein Buch hat mich dazu inspiriert, richtig zu essen, dafür möchte ich dir noch einmal danken. In Thailand lernte ich Kokosfett kennen. Dort kostete ein Liter nur 500 Bath, also ungefähr 120 Kronen. Für richtig gutes Kokosfett zahle ich hier in Schweden 150 Kronen für einen halben Liter. Man kann also auch in Thailand richtig gut LCHF essen.

<u>Von Anna am 10.04.2013 geschrieben</u>

Meine Erfahrung nach 2,5 Jahren LCHF zeigt mir, sofort wenn ich weniger Fett esse, macht sich meine Zuckersucht wieder bemerkbar. Es ist wirklich so wichtig, ausreichend Fett zu essen. Manchmal meint man, sich etwas anderes gönnen zu müssen... Und jedes Mal spüre ich, dass mein Körper aus der Balance geworfen wird... Das ist es einfach nicht wert... Trotzdem macht man manchmal Fehltritte... So tastet man sich weiter und fuscht am besten mit dem, was der Körper am besten verträgt. Ich habe das Gefühl, um so länger ich streng LCHF esse, um so mehr reagiert mein Körper auf die kleinste Verfehlung. Doch das geht sicherlich vorbei, wenn man so ganz langsam wieder etwas mehr Kohlenhydrate isst. Allerdings werde ich nie wieder zu einer normalen kohlenhydratreichen Ernährung zurückgehen. Jedoch werde ich mir manchmal etwas gönnen, von dem ich weiß, dass es mir gut bekommen wird.

<u>Von Maria am 07.04.2013 geschrieben</u>

Für Jeanette. Seit genau zwei Jahren ernähre ich mich nach LCHF und habe dadurch viele gesundheitliche Verbesserungen erfahren. So lange ich denken kann, war ich gegen Pelztiere, Pollen und Milben allergisch. Jahrelang musste ich deswegen täglich Medikamente einnehmen. In den letzten Jahren musste ich auch immer öfter Asthmaspray nehmen. Unter LCHF wurde alles etwas besser. Doch erst als ich Magnesium nahm, wurde es richtig gut. Jetzt benötige ich weder Antihistaminika noch Asthmaspray, obwohl ich eine Katze habe. Mit ihr kann ich sogar ohne Probleme richtig schmusen. Ich habe nie geglaubt, dass dies möglich sein wird und bin so dankbar.

Die Welt verändert sich. Als ich 20 Jahre alt war, hatte ich die Blase eines Fünfzigjährigen. Jetzt bin ich 50 Jahre alt und habe die Blase, die ich als Zwanzigjähriger hätte haben sollen. Der Unterschied ist, dass ich kein Getreide und keinen Zucker mehr esse und aufgehört habe, Angst vor Fett zu haben.

Von Bo E. am 05.03.2013 geschrieben

Hallo Mats. Ich hatte versprochen, mich zu melden und über meine Gesundheit und meine Reise nach Thailand zu berichten. Was das Essen und die Getränke angeht, so hat alles gut geklappt. Ich bekam kaltgepresstes Kokosöl und habe aufgehört, meine Tabletten zu nehmen. Früher benötigte ich zwei Tabletten Metformin morgens und drei abends. Simvastatin habe ich seit vier Monaten nicht mehr genommen, genau wie Metformin. Ich fühle mich endlich so, wie ich es verdiene, mit anderen Worten: mir geht es gut. Dafür möchte ich dir danken, Mats. Dein Buch hat mir dazu verholfen, ein gesundes und gutes Leben führen zu können. So gut wie ich mich jetzt fühle, ging es mir seit 25 Jahren nicht. Nun geht es für mich darum, weitere 20 Jahre so gut zu leben und dem Staat noch 20 Jahre Pension abzuknöpfen. Hätte ich mich weiter nach deren Empfehlung ernährt, hätte ich nur noch wenige Jahre mit einer schlechten Gesundheit zu leben gehabt. Hier in Thailand haben wir 33 Grad im Schatten und im Wasser 30 Grad.

Von Jax am 17.02.2013 geschrieben

Ich selbst habe lange ein angegriffenes Herz gehabt, mit ganz vielen Extraschlägen. Ebenso ein Vorhofflimmern, das sich manchmal nach sieben Stunden spontan in einen normalen Rhythmus änderte. Jetzt, nach Betablockern und einer LCHF-Ernährung ist alles verschwunden. Das ist zwar kein Beweis, dass LCHF geholfen hat, doch ich kann es auch nicht ausschließen.

Von Ethel am 15.02.2013 geschrieben

Das ist interessant. Vor LCHF hatte ich jedes Jahr eine Woche, in der ich erkältet war. Seit 2009 esse ich nun LCHF und meine Erkältungswoche verschwand, bis vor zwei Wochen. Da bekam ich meine erste Erkältung unter LCHF und sie war wie früher nach einer Woche vorbei. Allerdings sind diesen Winter ja auch besonders viele Menschen von Grippe betroffen, vielleicht trifft es deswegen auch einige von uns LCHFlern (lachen). Das weiter zu beobachten, ist bestimmt interessant.

Von Gabrielle am 30.01.2013 geschrieben

Wie schön. Meine Mutter mit Typ-2-Diabetes isst nun LCHF. Ihr Langzeitblutzucker ist normal und sie benötigt keine Medizin. Ihr Hausarzt hat schon einige Male gefragt, ob es ihr weiterhin gut gehe.

Ich stimme dir in allem, was du geschrieben hast, zu. Es ist schön, von deinen vielen gesundheitlichen Verbesserungen zu lesen. Das sind deine ganz persönlichen Erfahrungen, die auch nur du so beschreiben kannst und kein anderer. Jedoch bin ich jeden Tag wieder verwundert, dass so viele Menschen um mich herum kränkeln, statt sich zu informieren, wie ein gesundes Leben möglich ist. Ich habe Rheuma, in den letzten 22 Jahren (jetzt bin ich 57 Jahre alt) hat es mir viele Probleme bereitet. Ich habe vieles ausprobiert, doch nichts hat so gut geholfen wie die LCHF-Ernährung. Okay, ich tanze keinen Tango, doch im Kopf mache ich das. Aber ich mache das, was ich machen kann, und das ist viel.

Von Kjell am 05.01.2013 geschrieben

Es ist wirklich ein Glück, dass nicht das gesamte Krankenhauspersonal so tut, als sei LCHF gefährlich. Ich denke, dass die Diabetesklinik in Karlshamn eine Musterklinik ist. Mit 18 anderen Menschen ging ich dorthin, um über LCHF zu lernen. Wir trafen uns alle vierzehn Tage in einem Zeitraum von dreizehn Monaten. Lernten alles über diese Ernährungsform und wie wir unsere Werte kontrollieren und die Medikamente dementsprechend anpassen von Dr. Vesti-Nielsen. Als ich das erste Mal in die Karlshamn-Klinik kam, war ich sehr müde und hatte Werte zwischen 15 und 20. Mein Hausarzt war der Meinung, dass ich Insulin spritzen sollte. Zu diesem Zeitpunkt hatte ich drei verschiedene Medikamente für die Diabeteserkrankung und acht verschiedene Medikamente gegen meinen Bluthochdruck und hatte immer noch zu hohe Werte. Nach den drei Monaten hatte ich noch ein Medikament gegen Diabetes und meine Werte lagen zwischen 6 und 7. Blutdrucksenkende Medikamente nehme ich nur noch vier mit der halben Dosis. Leider bekam ich von einem Medikament, das auch entwässern sollte, Gicht. Da hatte ich richtig heftige Schmerzen. Zum Glück fanden wir eine Lösung, indem ich ein anderes Medikament bekam, auch eins, was gegen Gicht vorbeugt. Jetzt sind meine Blutdruck- und Zuckerwerte perfekt. Ich fühle mich jetzt viel fitter und hatte seit meinem Wechsel zu LCHF auch keine Erkältung mehr. Für mich gibt es keine Alternative. LCHF werde ich bis zum Lebensende essen. Du hast geschrieben, dass du deinen Diabetes besiegt hast, das Glück habe ich leider nicht. Doch mit einer überschaubaren Menge an Tabletten halte ich die Erkrankung in Schach. Ich behaupte, dass mir LCHF ein neues Leben gegeben hat.

Kjell, der seit Februar Pensionär ist.

Geschrieben am 28.12.2012

Hallo Mats. Seit fünf Jahren esse ich jetzt LCHF. Zu Beginn eher liberal, doch in den letzten Jahren immer strikter und in den letzten Monaten sehr strikt. Gleichzeitig habe ich jährlich meine Blutwerte kontrollieren lassen, da ich früher eine Prostataentzündung hatte. Alle Blutwerte sind in den Jahren immer besser geworden, nur nicht das Hämoglobin, das ist etwas abgefallen. Kann das damit zusammenhängen, dass sich der Körper in Ketose wegen der Säure anpasst? Der Luftdruck und der Säuregehalt haben ja einen Hb-regulierenden Effekt. In extremen Höhen bilden sich mehr rote Blutkörperchen und in Tiefen, zum Beispiel 50 Meter unter Wasser, bilden sich weniger. Costeau berichtete darüber nach einem Tauchexperiment (habe ich in einem alten Video gesehen). Ich glaube, das ist einleuchtend.

Geschrieben am 21.12.2012

Interessant! Seit 2001 litt ich an der rheumatischen Erkrankung Morbus Bechterew. Jedes Jahr musste ich deswegen stärkere Medikamente einnehmen. Im letzten Jahr nahm ich Humira mit einem relativ guten Resultat. Das Problem war allerdings, dass dieses Medikament das körpereigene Immunsystem schwächt. Dadurch werden Infektionen gefördert, jetzt weiß ich, dass dies der falsche Weg war. Im Januar 2012 begann ich mit einer Low-Carb-Ernährung und im Oktober setzte ich eigenmächtig meine Medikamente ab. Als ich im November zum Abendessen eingeladen war, machte ich eine Ausnahme von meiner Ernährung. Die Quittung dafür bekam ich postwendend geliefert. Dadurch begann ich zu verstehen, dass ich genügsam sein muss. Ich hatte Quiche mit viel Teig (also viel Gluten) gegessen und auch Zucker. Ich weiß, dass ich früher oft mehr Schmerzen und Beschwerden nach den Wochenenden hatte und nie wusste, woher die kamen. Jetzt ist mir klar geworden, dass das vermutlich an der Zuckerdosis gelegen hat, die an den Wochenenden immer höher war.

Geschrieben von Patrik am 14.12.2012

Gerade mit Pilzerkrankungen habe ich meine eigenen Erfahrungen. Die meiste Zeit als Erwachsener, in der ich große Mengen Kohlenhydrate aß, hatte ich einen weißlichen Belag auf der Eichel. Deswegen ging ich zu Spezialisten für Haut- und Geschlechtserkrankungen und bekam die Diagnose Lichen (eine chronisch entzündliche Hautkrankheit), eine ungefährliche und nicht ansteckende Erkrankung. Nachdem ich mit LCHF begonnen hatte, verschwanden diese Beschwerden einige Wochen später. Meine eigene Diagnose ist, ich hatte wegen der vielen Kohlenhydrate eine Pilzerkrankung. Auch hatte ich einige Melanome und Hautveränderungen, die ebenfalls unter der LCHF-Ernährung verschwanden. Auch profitierte ich von den „normalen" Verbesserungen der gesunden Ernährung. Ich nahm ab, hatte weniger Schmerzen, keine Krämpfe, Erkältungen, Entzündungen und vieles andere nicht mehr.

Geschrieben von Lella am 04.12.2012

Mir geht es so unglaublich viel besser mit meinen Schmerzen und ich bin davon überzeugt, dass das zum größten Teil an meiner Ernährungsumstellung zu LCHF liegt, die ich vor fast einem Jahr gemacht habe. Leider sind die Schmerzen nicht ganz weg und leider sind sie in den letzten Wochen wieder etwas schlimmer geworden. Kann das so lange dauern, bis der Körper sich selbst heilt? Ich habe gehört, dass gerade die Nachwirkungen von Gluten mehrere Jahre anhalten können. Weißt du etwas darüber?

Geschrieben von Bo am 02.12.2012

Hallo Mats. Mir geht es so wie dir, wenn ich etwas mache, woran ich glaube, so mache ich es richtig. Ich bin so froh, dass ich dein Buch gekauft habe. Es hat mich inspiriert, wieder gesund zu werden. Bei meinem ersten Besuch bei der Diabetesberaterin hatte ich die gleichen Erlebnisse wie du. Sie erzählte mir von dieser gefährlichen Erkrankung und dass ich bis zum Ende meines Lebens Tabletten nehmen müsse. Ich war total geschockt und verängstigt, als ich mich ins Auto setzte und nach Hause fuhr. Jetzt habe ich eine Möglichkeit, von der ich vorher nicht einmal geträumt habe. Mein erster Blutzuckerwert war 25, er verbesserte sich mit Medikamenten auf 7 bis 8. Nun, nach zwei Monaten mit LCHF liegen meine Werte zwischen 5,4 und 6,5. Meine Medikamente konnte ich auch reduzieren, ich nehme nur 1 bis 2 Tabletten Metformin am Tag. Und ich schreibe es noch einmal, hätte ich nicht gelesen, welche Probleme du hattest und wie du sie gelöst hast, so hätte ich vielleicht nie eine Möglichkeit gesehen. Nun werde ich für drei Monate nach Thailand reisen, aber ich werde mich auf jeden Fall bei dir melden. Danke Mats.

Geschrieben von Karin am 29.11.20112

Es ist wirklich unglaublich. Nun esse ich seit Jahren LCHF und es fühlt sich so an, als drücke man auf den Reset-Knopf, so als würde man einen Computer neustarten :-). Plötzlich versteht der Körper, was gut und schlecht für ihn ist. Zu Beginn der Ernährungsumstellung habe ich einige Male gemogelt, doch jetzt weiß ich, dass es das nicht wert ist.

Geschrieben von Christina am 28.11.2012

Hallo Mats. Seit einiger Zeit esse ich LCHF und mein aufgeblähter Magen ist völlig verschwunden. Mein immer wieder auftretendes Herzrasen in der Nacht ist weg. ABER ich habe gemerkt, sobald ich mal etwas Süßes esse, was ich manchmal gemacht habe, schlafe ich schlecht und ich wache mit Herzrasen und Schwitzen auf. DESHALB werde ich nichts Süßes mehr essen, mein Körper hat mir die Auswirkungen unmissverständlich klar gemacht.

Schlusswort

Sie haben die beste Zeit Ihres Lebens noch vor sich

Stellen Sie sich mal vor, Sie haben die beste Zeit Ihres Lebens mit höchster Qualität noch vor sich. Ganz gleichgültig, wie alt Sie jetzt sind. Ist das ein realistischer Gedanke? Ist das nicht normal, dass das Alter seinen Preis fordert? Dass Schmerzen und Krankheiten dazugehören, wenn man älter wird? Ich glaube nicht mehr länger an diese Sichtweise. Ich sage mit Bestimmtheit, dass unsere "altersbedingten" Erkrankungen nichts mit dem Alter zu tun haben, sondern andere Ursachen haben.

Selbstverständlich kann man nicht das Altern für alles verantwortlich machen. Mein Standpunkt ist, dass das Leben gut sein kann, egal wie alt man wird, ohne Schmerzen und metabolische Erkrankungen. Denn Schmerzen und metabolische Erkrankungen sind keine Folge des Alterns, sondern eine Folge von langjähriger, falscher Ernährung.

Ich kann das mit großer Sicherheit behaupten, denn ich weiß genau, an welchen Schmerzen und Krankheiten ich vor meiner Ernährungsumstellung gelitten habe. Mein Körper ist nicht anders als der von anderen. Das gibt mir die große Sicherheit zu sagen, dass Sie Ihr bestes Leben noch vor sich haben. Das Einzige was Sie ändern müssen, ist Ihre Ernährung.

Für Sie als Eltern oder wenn Sie mit Kindern arbeiten, ist es an der Zeit, sich die Arbeitsbeschreibung anzusehen. Nun ist die Zeit gekommen, einzusehen, dass diese übertriebene kohlenhydratreiche Ernährung und die Angst vor Fett zu Krankheiten im späteren Leben führen können. Lernen Sie mehr über Ernährung und wie sie die Gesundheit Ihrer Kinder beeinflusst. Wenn Sie mehr wissen, ist es auch für Ihre Kinder einfacher, die neue Ernährung zu verstehen.

Wenn Sie mit Familien, Kindern oder Jugendlichen arbeiten, können Sie fantastische Erfolge nur durch eine Ernährungsumstellung sehen. Zucker kann ein latentes ADHS in Gang setzen, Tausende von Kindern sind davon betroffen. Die Kinder verstehen ihre eigenen Reaktionen nicht und können völlig umsonst darunter leiden.

Natürlich möchten wir, dass sowohl die Eltern als auch die Kinder die beste Zeit noch vor sich haben. Darum ist die Ausbildung in Sachen Ernährung eine Möglichkeit, das Leben zum Besseren zu verändern.

Ein gutes Leben kann auch bedeuten, die Tabletten in den Pflegeheimen nicht mehr verteilen zu müssen. Würde man es wagen, Butter, Sahnesoße und fetteres Essen zu servieren, das so heilsam ist. Alle Stärkeprodukte zu reduzieren, die so krankheitsfördernd sind.

Auch in der Seniorenpflege ist es wichtig, das neue Wissen zu vermitteln, wie die Ernährung den Körper beeinflusst. Eine Ausbildung des Personals kann die Lebensqualität der Senioren erhöhen und die Kosten für Medizin im Gesundheitswesen minimieren.

Wenn Sie meinen, es sei schwer, den Lebensstil zu verändern oder die Ernährug umzustellen, so holen Sie sich bitte Hilfe. Es gibt ein Magazin, einige Bücher und Blogs die viel Wissen vermitteln. Sie können auch Hilfe von Margret Ache und Iris Jansen (LCHF Deutschland) durch persönliche Coachings, Workshops oder Seminare bekommen. Für Interessierte, die sich beruflich mit der Ernährung auseinandersetzen möchten, wird eine Ausbildung zum LCHF-Gesundheits- und Ernährungscoach angeboten. Institutionen und Firmen wenden sich bitte direkt an Margret Ache und Iris Jansen.

„LCHF on tour" ist ein Spezialangebot von LCHF Deutschland-Österreich-Schweiz für den gesamten deutschsprachigen Raum. Hier werden Workshops und Seminare angeboten.

Vielseitige Informationen rund um das Thema Gesundheit und die ketogene Ernährung finden Sie auf der Homepage **www.lchf-deutschland.de** und auf der Facebookseite von LCHF Deutschland.
Nähere Informationen zum ersten deutschsprachigen LCHF Magazin finden Sie hier: **www.lchf-magazin.de**
Folgen Sie meinem Blog, **www.fethalsa.wordpress.se** oder Jennys Blog **www.jennyelwe.se**

Beginnen Sie heute!

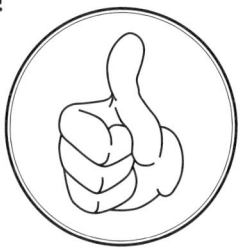

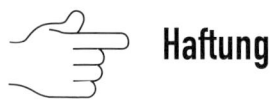 # Haftung

Der Inhalt des Buchs, insbesondere die Übersetzung, hat nicht den Anspruch, den Besuch und den Rat Ihres Arztes zu ersetzen und dient ausschließlich informativen Zwecken.

Alle Angaben in diesem Buch sind nach bestem Wissen und Gewissen recherchiert und dargestellt, gleichwohl übernehmen weder der Verlag noch der Autor oder die Übersetzer Verantwortung in irgendeiner Form für die Richtigkeit der enthaltenen Informationen. Die Angaben in diesem Buch ersetzen keine medizinische Therapie oder Diagnose. Wir raten jedem, der bei sich gesundheitliche Probleme wahrnimmt, diese von einem Mediziner seines Vertrauens abklären und behandeln zu lassen.

Alle Angaben in diesem Buch, die die Gesundheit im weitesten Sinne betreffen, sind ausschließlich zur Information und Selbsterkenntnis gedacht.
Eine Haftung für Personen-, Sach-, Vermögens- oder sonstige Schäden ist ausgeschlossen.

Danke

Für uns ist LCHF so viel mehr als nur eine Ernährungsform, es ist ein Lebensstil. Diesen Lebensstil, der für viele Menschen sensationelle gesundheitliche Verbesserungen bringt, möchten wir im deutschsprachigen Raum noch viel bekannter machen.

Inzwischen haben wir hunderte von Erfahrungsberichten erhalten, in denen Menschen von ihren Gesundheitsgewinnen durch die LCHF-Ernährung erzählen. Diese Rückmeldungen erleben wir als Bestätigung und sehen, dass wir auf dem richtigen Weg sind. Ernährung ist in unseren Augen eine Möglichkeit, Gesundheit und Wohlbefinden in die eigenen Hände zu nehmen. Verantwortung übernehmen heißt, sich mit dem auseinanderzusetzen, was in unseren Mund gelangt. Jeder weiß, dass Zucker für die Zähne ungesund ist. Deswegen ist es für alle selbstverständlich, sich zweimal täglich die Zähne zu putzen. Warum machen sich so wenige Menschen Gedanken darüber, was der Zucker im Körper anrichtet?

2008 haben wir LCHF in Schweden kennengelernt und in den letzten Jahren aus zahlreichen Seminaren, Gesprächen, Büchern und Zeitschriften umfangreiches Wissen und viele Informationen gesammelt. Besonders bereichernd waren für uns die Begegnungen mit Sten Sture Skaldeman, Dr. Annika Dahlqvist und Dr. Andreas Eenfeldt.

Dieses Buch wäre nie erschienen, hätte Mats Lindgren nicht die Vision gehabt, auch den Menschen im deutschsprachigen Raum Mut zu geben, die üblichen Wege zu verlassen und gegen den Strom zu schwimmen.

Wir danken Mats Lindgren für das in uns gesetzte Vertrauen, sein Buch übersetzen zu dürfen.

Unser besonderer Dank gilt all denen, die unermüdlich Korrektur gelesen und dieses Buch überhaupt erst ermöglicht haben.

Ein herzliches Dankeschön auch an die Expert Fachmedien GmbH, die in dem Bereich Gesundheit und Ernährung großes Potential sieht und nun unser Kooperationspartner ist. Es ist für uns ein Geschenk, das ganze Know-how eines Verlags nutzen zu können.

Dieses Buch, das Low Carb – LCHF Magazin für Gesundheit und ketogene Ernährung oder die Rezeptbroschüren sollen Interessierten den Einstieg in einen gesunden Lebensstil erleichtern. Zahlreiche Informationen auf unserer Homepage www.LCHF-Deutschland.de und auf unserer Facebookseite runden unser Angebot ab.

Margret Ache und Iris Jansen
LCHF Deutschland

Kohlenhydrattabellen von LCHF Deutschland

Nährwerttabellen von LCHF Deutschland, ermittelt mit fddb

GEMÜSE, SALAT UND KOHL

Je 100 Gramm Lebensmittel	Fett in Gramm	Kohlenhydrate in Gramm	Protein in Gramm
Aubergine	0,2	2,5	1,2
Blattsalat	0,0	2,0	1,3
Blumenkohl, gekocht	0,3	2,0	2,0
Bohnen, gekocht	0,2	5,0	2,4
Brokkoli, gekocht	0,2	2,0	2,0
Brunnenkresse	0,3	2,0	1,6
Champignons, frisch	0,2	3,3	4,1
Cherrytomaten	0,1	2,8	0,8
Chinakohl	1,1	1,2	0,3
Chicorée	0,2	2,4	1,2
Endivien	0,2	1,0	2,0
Eisbergsalat	0,2	1,6	1,0
Feldsalt	0,4	0,7	1,9
Fenchel, frisch	0,2	2,8	1,3
Fenchel, gegart	0,3	2,2	2,0
Grünkohl	0,9	2,3	4,3
Kopfsalat	0,2	1,1	1,2
Knollensellerie	0,3	1,6	1,5
Kohlrabi	0,1	3,8	2,0
Mangold	0,3	2,9	2,1
Paprika, grün	0,2	2,9	1,1
Peperoni	0,5	2,9	1,2
Porree	0,3	3,3	2,1
Radieschen	0,1	2,1	1,1
Rettich	0,2	1,9	1,1
Romanesco	0,5	2,2	2,9
Rosenkohl	1,3	2,4	3,8
Rotkohl, frisch	0,2	3,5	1,5
Rucola	0,7	2,1	2,6
Salatgurke	0,2	1,8	0,6

Je 100 Gramm Lebensmittel	Fett in Gramm	Kohlenhydrate in Gramm	Protein in Gramm
Spargel	0,1	1,8	1,8
Sauerkraut	0,3	0,8	1,5
Tomaten	0,2	2,6	1,0
Topinambur	0,4	4,0	2,4
Spinat	0,2	0,6	3,2
Weißkohl	0,2	4,2	1,4
Wirsing	0,4	2,4	3,0
Zucchini	0,3	2,3	2,0

KRÄUTER

Je 100 Gramm Lebensmittel	Fett in Gramm	Kohlenhydrate in Gramm	Protein in Gramm
Basilikum	0,8	5,1	3,1
Brunnenkresse	0,3	2,0	1,6
Dill	1,0	8,0	4,0
Petersilie	0,4	7,4	4,4
Pfefferminze	0,7	5,3	3,8
Rosmarin	6,0	10,0	0,0
Schnittlauch	0,7	1,6	3,6
Thymian	1,2	7,4	1,5
Zitronenmelisse	0,8	5,0	4,0

FLEISCH, GEFLÜGEL, EIER

» Kalbfleisch

Je 100 Gramm Lebensmittel	Fett in Gramm	Kohlenhydrate in Gramm	Protein in Gramm
Brust	11,8	0,0	17,0
Filet	3,3	0,0	20,2
Haxe	1,8	0,0	21,0
Kotelett	7,8	0,0	19,1
Leber	4,0	0,0	19,0
Niere	4,9	1,0	15,9
Schnitzel	3,1	0,0	21,0
Schulter	3,7	0,0	25,5
Zunge	0,9	0,9	17,1

» Lammfleisch

Je 100 Gramm Lebensmittel	Fett in Gramm	Kohlenhydrate in Gramm	Protein in Gramm
Filet	3,4	0,0	20,4
Keule	5,1	0,0	13,3
Kotelett	18,3	0,0	24,9
Schulter	8,0	0,0	19,0

» Rindfleisch

Je 100 Gramm Lebensmittel	Fett in Gramm	Kohlenhydrate in Gramm	Protein in Gramm
Filet	4,8	0,0	29,5
Gehacktes	18,0	0,0	18,0
Herz	6,0	0,0	16,8
Hohe Rippe	8,1	0,0	20,2
Kamm	6,2	0,0	19,4
Keule	2,5	0,0	21,0
Leber	3,0	0,0	20,0
Niere	5,1	0,9	16,6
Roastbeef	4,5	0,0	22,4
Steak	4,5	0,0	22,5
Tatar	5,0	0,0	21,0
Zunge, gekocht	10,4	3,9	15,2

» Schweinefleisch

Je 100 Gramm Lebensmittel	Fett in Gramm	Kohlenhydrate in Gramm	Protein in Gramm
Backe, gegart	25,2	0,0	23,9
Bauch	29,9	0,0	17,8
Eisbein	12,0	0,0	20,0
Filet	2,0	0,0	22,0
Kassler	11,0	1,0	17,0
Kotelett	4,0	0,0	21,0
Leber	3,6	2,5	21,4
Mett	19,0	0,0	16,5
Schnitzel	1,9	0,0	22,2
Schulter	8,8	1,1	17,0

» Wild und sonstiges Fleisch

Je 100 Gramm Lebensmittel	Fett in Gramm	Kohlenhydrate in Gramm	Protein in Gramm
Hasenkeule	3,0	0,0	22,0
Hirschsteak	1,3	0,1	22,7
Pferdefleisch	3,0	0,4	21,4
Rehkeule	1,2	0,0	21,4
Rehrücken	3,6	0,0	22,4
Wildkaninchen	2,3	0,0	29,7
Wildschwein	3,4	0,0	19,5
Ziegenfleisch	7,0	0,0	18,0

» Geflügel und Wildgeflügel

Je 100 Gramm Lebensmittel	Fett in Gramm	Kohlenhydrate in Gramm	Protein in Gramm
Entenbrust	17,0	0,0	18,0
Fasanenbrust	6,0	0,5	25,0
Gänsefleisch	31,0	0,0	15,0
Gänsekeule	17,5	0,0	13,5
Hähnchenkeule	19,0	0,0	18,0
Putenkeule	3,5	0,0	19,0
Straußenfleisch	2,0	0,0	26,9

» Eier

Je 100 Gramm Lebensmittel	Fett in Gramm	Kohlenhydrate in Gramm	Protein in Gramm
Ei	11,3	0,7	12,8
Eigelb	32,0	0,0	16,0
Eiweiß	0,0	0,7	11,1

FISCH UND MEERESFRÜCHTE

Je 100 Gramm Lebensmittel	Fett in Gramm	Kohlenhydrate in Gramm	Protein in Gramm
Aal	26,0	0,0	15,0
Alaska-Seelachs	0,8	0,1	17,0
Barsch	2,0	1,0	19,0
Brasse	4,8	0,0	19,4
Dorade	3,6	0,1	19,6
Felchen	2,8	0,0	21,0
Forelle	2,7	0,0	19,5
Hecht	0,9	0,0	18,4
Heilbutt	2,3	0,0	20,1
Hering	15,0	0,0	18,0
Hummer	1,5	0,3	18,8
Kabeljau	0,8	0,0	18,0
Karpfen	4,2	0,0	21,3
Lachs	14,0	0,0	20,0
Makrele, geräuchert	12,5	0,0	20,0
Matjes	22,6	0,0	16,0
Rotbarsch	1,6	0,0	18,6
Seelachs (Köhler)	0,6	0,0	18,3
Tintenfisch	0,9	0,0	16,1
Zander	0,7	0,0	19,2

MILCHPRODUKTE

Je 100 Gramm Lebensmittel	Fett in Gramm	Kohlenhydrate in Gramm	Protein in Gramm
Creme fraiche	30,0	3,0	2,5
Creme double	42,0	2,9	2,2
Joghurt 10%, griechisch	10,0	4,2	6,8
Saure Sahne	10,0	4,0	3,0
Schlagsahne 30%	30,0	3,2	2,4
Schlagsahne 32%	32,0	3,2	2,4
Schmand	24,0	3,7	2,9

» Frischkäse und Speisequark

Je 100 Gramm Lebensmittel	Fett in Gramm	Kohlenhydrate in Gramm	Protein in Gramm
Doppelrahmfrischkäse	26,0	3,0	5,5
Körniger Frischkäse	4,0	3,0	12,5
Mascarpone	42,0	4,0	4,0
Speisequark 40%	11,4	2,6	11,1

» Käse

Je 100 Gramm Lebensmittel	Fett in Gramm	Kohlenhydrate in Gramm	Protein in Gramm
Appenzeller	32,0	0,1	24,0
Bavaria Blue	44,2	1,0	13,5
Bergkäse	33,0	0,0	26,0
Brie	32,0	1,0	17,0
Butterkäse 60%	33,0	0,0	15,0
Camenbert	25,0	0,0	19,0
Chaumes	33,0	1,0	16,0
Cheddar	33,1	1,3	24,9
Emmentaler	31,4	0,0	29,9
Esrom 45%	25,0	0,0	24,0
Feta	45,0	1,0	21,0
Gouda	27,0	0,3	23,0
Gruyere	32,0	3,5	19,0
Gorgonzola	30,0	0,4	20,0
Limburger	19,7	0,0	23,0
Maasdamer	26,6	0,0	26,6
Manchego	25,0	0,0	25,0
Mozzarella	21,0	1,8	17,1
Parmesan	25,8	0,0	35,6
Romadur	33,0	0,1	17,0
Roquefort 45%	30,6	2,0	21,5
Tilsiter	26,0	0,1	25,0
Ziegenweichkäse	26,0	0,5	20,0
Ziegenschnittkäse	33,0	0,0	22,0

FETTE UND ÖLE

» Tierische Fette

Je 100 Gramm Lebensmittel	Fett in Gramm	Kohlenhydrate in Gramm	Protein in Gramm
Butter	82,5	0,7	0,7
Buterschmalz	99,0	0,0	0,0
Gänseschmalz	100,0	0,0	0,0
Ghee	99,7	0,0	0,0
Schweineschmalz	99,7	0,1	0,1

» Pflanzliche Öle

Je 100 Gramm Lebensmittel	Fett in Gramm	Kohlenhydrate in Gramm	Protein in Gramm
Kokosöl	100,0	0,0	0,0
Leinöl	92,7	0,0	0,0
Olivenöl	91,0	0,0	0,0
Rapsöl	92,0	0,0	0,0

OBST, NÜSSE UND SAMEN

» Obst

Je 100 Gramm Lebensmittel	Fett in Gramm	Kohlenhydrate in Gramm	Protein in Gramm
Avocado	19,5	0,5	1,9
Erdbeeren	0,4	5,5	0,8
Himbeeren	0,3	4,3	1,8
Johannisbeeren	0,2	4,8	1,1

» Nüsse und Samen

Je 100 Gramm Lebensmittel	Fett in Gramm	Kohlenhydrate in Gramm	Protein in Gramm
Kokosnuss	36,5	4,8	3,9
Leinsaat	31,0	0,1	24,0
Macadamia	73,0	4,0	7,5
Mandeln	54,0	5,0	22,0
Mohnsamen	40,0	0,0	20,0
Paranüsse	68,1	5,0	15,1
Pecankerne	72,1	5,2	10,1

GETRÄNKE

» Wein und Sekt

Je 100 ml Flüssigkeit	Fett in Gramm	Kohlenhydrate in Gramm	Protein in Gramm
Sekt, trocken	0,0	0,0	0,0
Rotwein, trocken	0,0	2,5	0,1
Weißwein, trocken	0,0	0,1	0,2

» Spirituosen

Je 100 ml Flüssigkeit	Fett in Gramm	Kohlenhydrate in Gramm	Protein in Gramm
Aquavit	0,0	0,0	0,0
Gin	0,0	0,0	0,0
Grappa	0,0	0,0	0,0
Obstbrand	0,0	2,0	0,0
Whisky	0,0	0,0	0,0
Wodka	0,0	0,0	0,0

Notizen

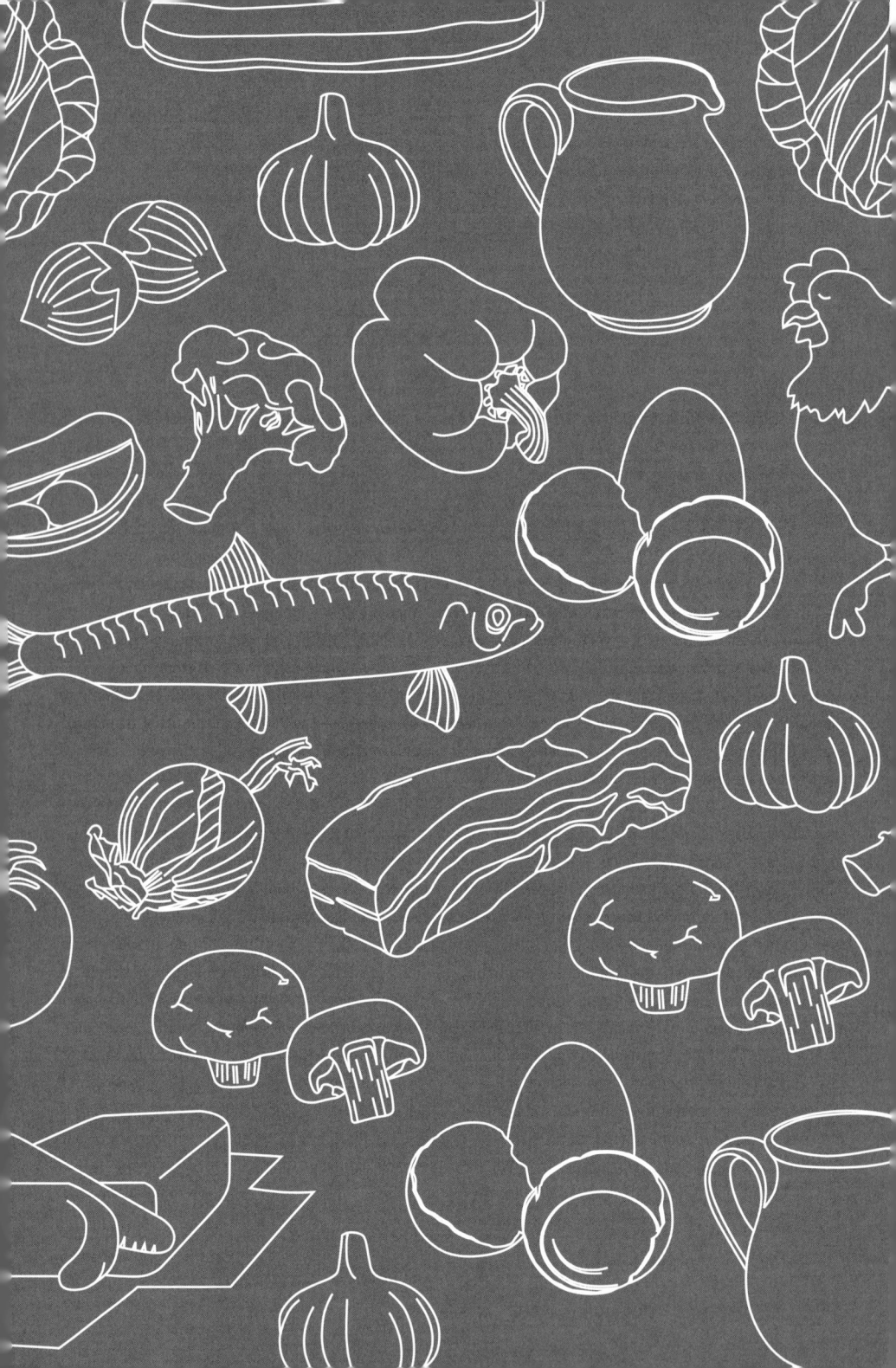